医学博士・江田クリニック院長
日本消化器病学会専門医
日本消化器内視鏡学会専門医
江田 証
AKASHI EDA

小腸を強くすれば病気にならない

今、日本人に忍び寄る「SIBO《小腸内細菌増殖症》」から身を守れ!

インプレス

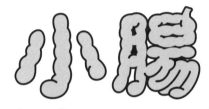

まえがき

●日本人の小腸が危ない！

この本を手にしている方には、お腹の具合が悪い人がいらっしゃるでしょう。
お腹にガスが溜まる、すぐにお腹が張る、便秘や下痢、腹痛……。

日本人の「小腸が危ない！」。

そう言うと、この本を手にとられたあなたには、なんとなく心当たりがあるかもしれません。
今、日本人の小腸が危険にさらされています。昨今の腸内細菌ブームにより、腸内フローラや大腸の健康には一躍脚光が当たっています。
現代人の小腸は疲れているのです。

しかし、もっと大切なことは**「小腸の健康を保つ」**ことなのです。

「え？　小腸の健康法って、聞いたことがないんだけど」。

そうあなたはおっしゃるでしょう。

そうですよね。腸内細菌の本はたくさん出ていますが、小腸の健康法について書かれた本はありませんでした。

ただ最近、これまでブラックボックスだった小腸の健康について、かなりのことがわかってきたのです。

実は、小腸の調子が整っていない日本人が増えています。

それも、重要なことは、お腹の不調を感じていない人にも増えていることです。そして、**小腸が良くないと、**なんと！　**狭心症や心筋梗塞にかかるリスクが高まる**ことがわかってきました。

それだけではありません。小腸に「火種」があると、**糖尿病、慢性腎臓病、膵臓の病気、自己免疫の病気、アトピー性皮膚炎などの皮膚の**

病気など、全身の病気にかかわることがわかってきたのです。

●小腸の元気は、生きるエネルギー！　お腹の張りが寿命を縮める⁉

では、なぜ小腸を健康に保つと元気がわいてくるのでしょうか。それは、細胞の「ミトコンドリア」が活性化するからです。

私たちの生命活動のエネルギーは、細胞の中のミトコンドリアという工場で作られています。

しかし、私たちの健康の大もとである小腸の働きが悪いと、このミトコンドリアの活性が落ちてしまい、エネルギーをうまく作ることができなくなります。

そうすると、**睡眠の質が落ちます**。朝起きても、疲れがとれない、ぼーっとしてしまう。

免疫の力がうまく働かずに、**風邪や胃腸炎にかかりやすくなる**。しまいには、**がんなどの大病にもかかりやすくなる**のです。

そうです。「**小腸を強くすれば病気にならない**」のです。

この本は、健康本として**日本で初めて、この小腸にスポットライトを当てて、小腸をどうすれば元気にすることができるのかを伝授**します。

現代の日本人の小腸には、どんな危険が迫っているのかを具体的に解説します。

そして、どうすれば「現代人にしのびよる小腸の危機から自分のかけがえのない腸を守り、病気知らずの体を取り戻せるのか」その秘訣を公開いたします。

私は、これまで数万件の内視鏡検査を行い、患者さんにこの健康法を指導してきた消化器内科医です。これらの小腸健康法を指導した結果、患者さんからたくさんの改善のよろこびの声が聞かれるようになりました。

人間の体はすべてネットワークでつながっており、小腸が不調だとその影響は全身の臓器に深刻な病気を引き起こします。小腸が元気になると、もつれた糸がほどけるように全身が健康になっていきます。

そして、小腸を健康に保つことができれば、健康長寿を全うすることができます。今まで原因のわからなかった不調で悩んでいた人が、この小腸健康法を実行することでお腹が快調になるだけでなく、つらい寝起きが爽快になり、活力に満ちた毎日になるのです。

ぜひ、あなたにもこの小腸を整える健康法を学んでいただき、健康でよろこびに満ちた毎日を取り戻していただきたいと思います。

そのために、腸の不調の自覚がある人にもない人にも、小腸を強くして健康になるための、たくさんのヒントを盛り込みました。

この本が読み終わるころには、最新の医学が身につき、自分の腸にも自信が持てるようになるはずです。

それでは、さっそく始めましょう。

江田《えだ》 証《あかし》

小腸を強くすれば病気にならない　今、日本人に忍び寄る「ＳＩＢＯ」から身を守れ！　◎もくじ

第1章

日本人の「小腸内細菌」が爆発的に増えている！

第2章

SIBOになると、さまざまな症状が現れる！

第3章

なぜ、SIBOになってしまうのか!?

第4章　ＳＩＢＯの検査と予防法

第5章 SIBOにならないための食事法

第6章 SIBOを治療する7つのステップ

プロローグ・さまざまなお腹のトラブルは、「小腸」で生じていた!

今、日本人の小腸を襲う「SIBO《シーボ》」という病気!

忙しくストレスの多い生活を送っていることの多い現代人です。みな時間がありません。ですから、まず結論からズバリ言います。

現代人の小腸を襲っている危機、それは「SIBO」という病気です。

別名を、「**小腸内細菌増殖症**:Small Intestinal Bacterial Overgrowth」と言います。

つまり、小腸の中で腸内細菌が爆発的に増えてしまう病気です。

腸の中に生息する腸内細菌が、健康や病気に深く関わっていることはご存じだと思います。

SIBOは、大腸にあるべきバクテリアが小腸の中に入り込み、小腸に停滞してしまい、本来の居場所である大腸に移動しないときに起こります。

この場合、バクテリアは、必ずしもすべて「悪玉」の腸内細菌というわけではありません。「善玉」とされるバクテリアであっても、過剰になったり、不適切な場所で増えれば、非常に好ましくない状態になるのです。

あまりにも多くのバクテリアが繁殖する場合、不適切な種類のバクテリアが不適切な場所に繁殖する場合、あるいはその両方の場合をＳＩＢＯと呼びます。

現代人には、このＳＩＢＯにひそかにかかっている人が増えているのです。

ＳＩＢＯにかかると、**増えすぎたバクテリアによって大量のガスが小腸で発生**します。女性に多いのですが、「**ほんのちょっとしか食べていないのに、すぐにお腹がパンパンに張ってしまって、妊娠５ヶ月をすぎたようなお腹になってしまう**」という症状を訴える人が増えています。

ただ、このＳＩＢＯという病気は欧米ではかなり脚光を浴びていますが、日本の医師はまだその存在すらよく知らない人がほとんどなので、症状を訴えても「ちょっとしか食べていないとは言いますが、本当はたくさん食べているんでしょう?」などと、とんちんかんなことを言われるのがおちです。

またSIBOにかかると、**頑固な下痢や便秘、腹痛、おなら、お腹のゴロゴロした違和感などに悩まされる**ことになります。

そして、便秘には下剤、下痢には整腸剤、などという単純な処方では効果がないのが特徴です。

その「過敏性腸症候群」、ホントはSIBOだった!

最近の報告で衝撃的な論文があります。**「過敏性腸症候群と考えられてきた患者さんのなんと85%は、よく調べてみると、SIBOだった」**というものです。**SIBOの症状は、「過敏性腸症候群」の症状とかなり似ており、オーバーラップしています**。

下痢や腹痛、お腹の張り、ガス、違和感、これらは過敏性腸症候群に出てくる症状ですが、SIBOの患者さんにもよく見られるのです。

他にも過敏性腸症候群と診断されていた202人の患者さんにSIBOの検査を行ったところ、157人（78％）の患者さんはSIBOだった、という報告もあります。

過敏性腸症候群が疾患として取り上げられるようになったのは、1950年代のことでした。しかし、SIBOが疾患として医学会で問題として強く認識されるようになったのは、この数年のことです。したがって、医師がSIBOという病気について認識がなくても驚くにはあたりません。

では、このSIBOという病気は、どのくらいの割合で一見健康そうな人びとの間にまん延しているのでしょうか。お腹の症状を訴えない人を調べると、SIBOだった人は20％台です。なんと、10人に2人はSIBOの人がいるのです。

さらに、**過敏性腸症候群のようなお腹の不調症状を訴えている人にSIBOの検査をしてみると、約80％は同時にSIBOを発症していた**のです。多くの論文により、**過敏性腸症候群の36〜85％は、SIBOを合併している**というデータが発表されています。つまり、過敏性腸症候群がなかなか治らない人はSIBOではないか、チェックする必要があります。

実はSIBOと過敏性腸症候群の症状は非常に似ており、専門家の間ではその関連性についてもう30年前から議論されていました。

ひとつは、「過敏性腸症候群における腸内細菌の変化がＳＩＢＯをもたらす」という考え方。もうひとつは、「ＳＩＢＯが過敏性腸症候群を引き起こす」という考え方です。すなわち、片方が片方の先行疾患であるという可能性があるのです。

特に健康な人で見てみると、**高齢になればなるほどＳＩＢＯになるリスクは高まり、健康な高齢者の35％の人がＳＩＢＯにかかっている**というデータもあります。

これまで小腸は、「ブラックボックス」な臓器だった

ただ、これまで小腸は、医師にとっても「ブラックボックス」でした。まず、内視鏡で観察することができませんでした。口から胃カメラ（胃十二指腸ファイバー）で届くのは十二指腸の途中までですし、お尻から大腸カメラ（大腸内視鏡）を入れても、届くのは小腸の一番終わりの場所（回腸末端部）まででした。

十二指腸の終わりから小腸のほとんどは内視鏡で観察することが非常に難しく、小腸鏡というものがありましたが、その挿入は患者さんにとっても苦痛で、観察されることがあまりなかったのです。

しかし、現在は、ダブルバルーン内視鏡とカプセル内視鏡という手段が開発され、これまでなかなか診断することのできなかった小腸の病気も、正しく診断できるようになってきました。

私たちは腸内細菌とともに生きています。つまり「共生」しています。もちろん、ある程度の腸内細菌が共生していることは生理的に重要です。

しかし、**腸内細菌が過剰増殖すると、炎症が起きてしまう**ことがわかってきたのです。

長生きしたけりゃ、〝小腸の火事〟を消し止めなさい！

これまでSIBOの患者さんの小腸の粘膜には、見た目に大きな変化がないと信じられてきました。しかし、SIBOの患者さんで多い消化管の運動障害の方に実際にカプセル内視鏡を行ってみると、**小腸のびらんや潰瘍が多い**ことが報告されてきました。

つまり、**SIBOが原因で小腸にこのような炎症が起きていることがわかってきたのです。小腸で火事が起こっているのです。**

腸内細菌の過剰増殖にともなって発生する炎症は、粘膜の上皮に変化を及ぼす侵襲《しんしゅう》性の細菌種によって引き起こされると考えられています。

このような小腸で悪さをする細菌は、ほとんどが嫌気《けんき》性菌（空気があまりないところで生きている細菌）で、小腸内で炎症を起こし、吸収不良なども引き起こします。

小腸で起きた火事は、飛び火して全身に悪影響を与えます。病気だけではありません。現在の医学では、「体のどこかに慢性的な炎症が起きていると老化を早める」と言われているのです。老化を遅くし、病気にならないためには、小腸の火事を消し止めなければならないのです。

小腸は、生命を支えるすごい器官

ここで小腸って何？　そもそもどんなところなの？　そう思われる方のために小腸のことをかんたんに説明しておきます。小腸は、あなたのおへそのまわりあたりにある「ホース」のようなものです。

口からお尻の穴まで、口から食べたものがお尻の穴から出て行くまで、食べたものが通っていく道筋が「消化管」と呼ばれるホースです。

このホースは1本の連続した管です。

そして、この管は、場所によって、**口→食道→胃→十二指腸→小腸（空腸）→小腸（回腸）→大腸（盲腸→上行結腸→横行結腸→下行結腸→S状結腸→直腸）→肛門**という名前がついています。

食道は飲み込んだ食物を胃に送り込みます。胃は筋肉の働きにより食物と胃酸を混ぜ合わせます。小腸はさらに肝臓から分泌された胆汁や膵臓から分泌された膵液を加えることで、食物の消化分解を進めます。そして小腸でほとんどの栄養分は吸収されるのです。

消化器の器官の全体図

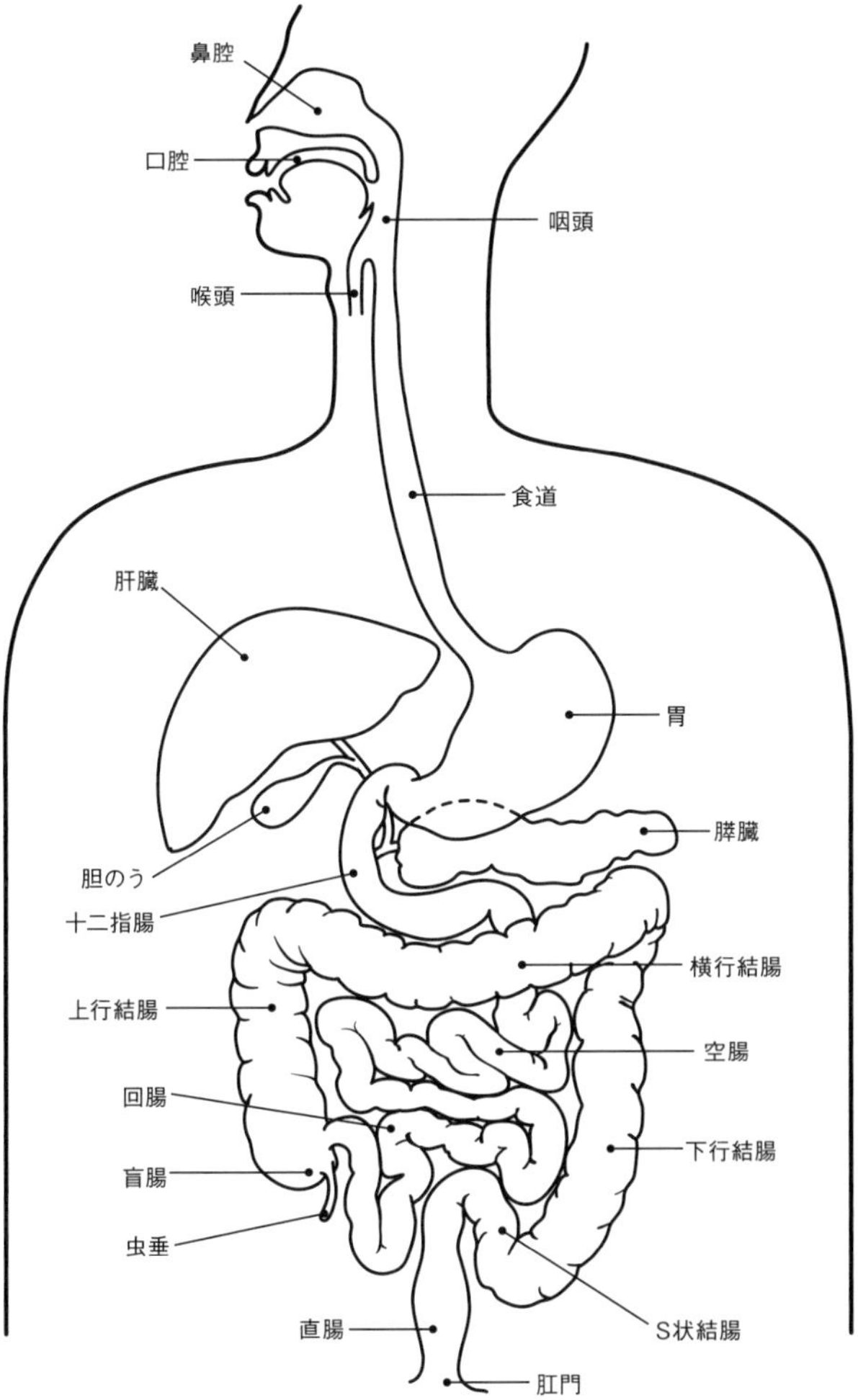
鼻腔
口腔
咽頭
喉頭
食道
肝臓
胃
膵臓
胆のう
十二指腸
横行結腸
上行結腸
空腸
回腸
下行結腸
盲腸
虫垂
S状結腸
直腸
肛門

大腸では小腸で吸収しきれなかった食物の残りかすから、水分と少量のビタミンを吸収します。そして食物から便を作り、体の外に出します。

小腸はすごい器官です。その長さは、本人の身長の3・5倍になります。人によっては約6〜8メートルにもなります。それに対し、大腸は、1・5メートルほど。小腸は体内で最も細長い臓器になります。小腸の特徴は、なんといっても粘膜に「毛が生えていること」です。

みなさんも昔、理科の授業で習ったことがあるでしょう。小腸の粘膜には、「絨毛《じゅうもう》」という名前のじゅうたんの毛のようなものが生えているのです（25ページイラスト）。

なぜ、このような毛が生えているのでしょうか？　毛羽《けば》立ったタオルのほうがよく水を吸ってくれますよね。これと同じことです。

食べ物から栄養分を効率的に吸収できるよう、食べ物と接する表面積を広くするために、このような絨毛という毛が生えているわけです。

この絨毛を平らにすると、なんとテニスコート1面分の広さになります。

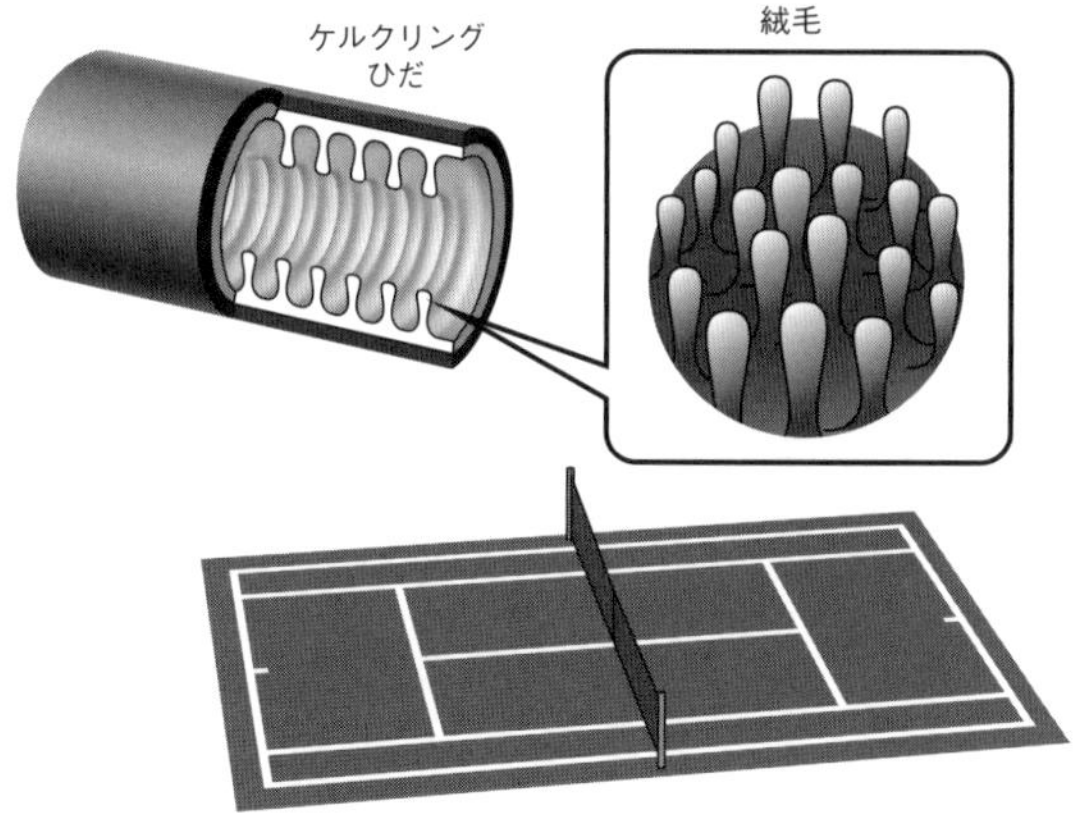

絨毛を平らにすると、テニスコート1面分の広さになる

また、小腸のひだ自体も、大腸とくらべて細かい折り畳み構造になっています。この細かいひだを「ケルクリングひだ」と呼びます。小腸はひだが細かいため、食べ物と酸をはじめとする消化液がよく混ぜ合わされるような構造になっており、食物を分解しやすくしているのです。

このように小腸は、その中で、食物からの栄養分を吸収できる程度まで分解し、吸収し、血液の流れに乗せ、私たちのエネルギー源にしてくれているのです。

つまり、**小腸の働きが思わしく**

なければ、食べたものもうまくエネルギーになってくれず、ミトコンドリアの働きすら悪くなってしまうわけです。

この腸には、どんな腸内細菌が棲んでいるのでしょうか？　もともと生まれた直後の赤ちゃんの腸の中は無菌です。しかし、生まれてから数時間でお母さんの大腸菌やストレプトコッカスといった菌が赤ちゃんに移ってきます。

その後、腸球菌や乳酸菌が増え、ほぼ3週間以内に大腸菌群は減少し、バクテロイデスという菌種が大腸において優勢になります。

1歳をこえたころから腸内フローラの構成は一定に落ち着き、腸内細菌が異常に増えることを抑える機能が備わります。人の腸内にはなんと100兆個、2000種類を超える細菌が生息しているのです。

胃酸を抑える薬を飲むと、かえって逆流性食道炎が悪化する！

日本人に増えている「**逆流性食道炎**」。脂っこいものを食べたあとに胸がチリチリと焼けたり、むかむかしたり、吐き気がするやっかいな病気です。これは、従来、**胃酸が多いために、胃から食道に胃酸が逆流して起こると考えられています。**

日本人の胃酸分泌能は、20年前と比べると、2倍に増えているという結果があります。実際、日本全国の消化器内科医で、胃酸を抑える薬がたくさん処方されています。これらは効果的に胃酸の分泌を抑えてくれます。

しかし、これで症状が良くならない患者さんがいるばかりか、**「胃酸を抑える薬を飲むと、かえって症状が悪化する」人がいる**のです。これはなぜでしょうか？

この理由を医師もよく理解していません。それで、胃酸を抑える薬を飲んでいても良くならない人に、「あなたは神経質だから」と言いながら、抗うつ剤や向精神薬などをさらに追加しているのです。

はたしてこれは正しいのでしょうか？　精神病の薬を出す前に、考えなくてはならないことがあります。

そう、**「消化管は1本の管である」**ということです。

この「胃酸を抑える薬で、かえって胸焼けやゲップがひどくなる人がいる」というパラドックスの種明かしをしましょう。

前述したように、**小腸で過剰に細菌が増えてしまうSIBOになると、細菌が起こす発酵により小腸で過剰なガスが発生します。すると、消化管は1本の管で連続していますから、小腸でできたガスは十二指腸から胃へと逆流していきます。**

そして、胃の中は過剰なガスで圧迫されてしまいます。そしてガスといっしょに胃酸は食道に逆流していくというわけです。

胃酸を抑える薬で、さらに胸焼けがひどくなる！

つまり、**小腸でできるガスが増えすぎると、胸焼けが生じる**というわけです。

では、なぜ胃酸を抑える薬を使っても良くならない人がいるのでしょうか？　それは、**「胃酸を抑える薬を使うことで、胸焼けがさらに悪くなる人がいる」**という現実があるからです。

「え？　胸焼けを抑える薬で胸焼けがひどくなるって何？」とお思いでしょう。そのからくりはこうです。

本来、**胃酸には、小腸の中で細菌が増えすぎないように調節する大切な働きがある**のです。

胃酸が雑菌を殺し、小腸の中の菌量を減らしてくれています。しかし、人によっては、**胃酸を抑える薬を飲んでいると胃酸が不足してしまい、小腸内の雑菌を殺すことができなくなってしまいます。**

これによって小腸の中で細菌が爆発的に増えます。増えすぎた小腸の中のバクテリアは、食物を分解して過剰なガスを小腸で発生させます。

小腸の中でできたガスは、小腸から胃まで逆流し、ゲップの原因になったり、お腹が張ってパンパンになったり、胃を圧迫して胃酸を食道に逆流させるのです。

胃酸を抑える薬でさらに逆流性食道炎がひどくなる、とはなんとも皮肉なものです。良かれと思って処方した胃薬が、かえって患者さんを苦しめるとは医師としてイヤなことです。

医療によって、逆に患者さんが不利益をこうむる病気を「医原性の病気」と言います。患者さんの治療のために行われた医療行為が、新たな疾患を引き起こすことがあるので、医師も患者さんもこのような真実を知りながら、一人ひとり個別に病態を考え、薬を調節することが必要なのです。

では、このような小腸の病気にかからず、全身の健康を保つにはどうしたらいいでしょうか？　小腸の病気には特に生活習慣の影響が大きいのです。

また悪いことに、現代人の食生活ではあとで述べるように、小腸に負担になる食事、「SADダイエット（悲しい食事）」にあふれているのです。

第1章

日本人の「小腸内細菌」が爆発的に増えている！

小腸には、もともとガスはなかった！

さて、小腸の説明を続けます。小腸は食べ物を通す1本のホースの一部でしたね。ただ、小腸はガスが生まれるのに慣れていない臓器です。

大腸の中にはもともと大量の腸内細菌がいて、ガスを発生させています。大腸はある程度、ガスで膨らんでもいいようにできています。

しかし**小腸は、ガスに耐えるようにできていません。小腸でガスが生まれることは「想定外」なのです**。

お腹のレントゲンを撮ると通常、大腸の中には黒いガス（左ページイラスト）がたくさん見られます。

しかし、小腸には通常ガスは見られません。小腸にガスが見られると、医師たちは、「おっ、小腸ガスがあるな」と言い、なんらかの病気が腸にあることを疑うのです。

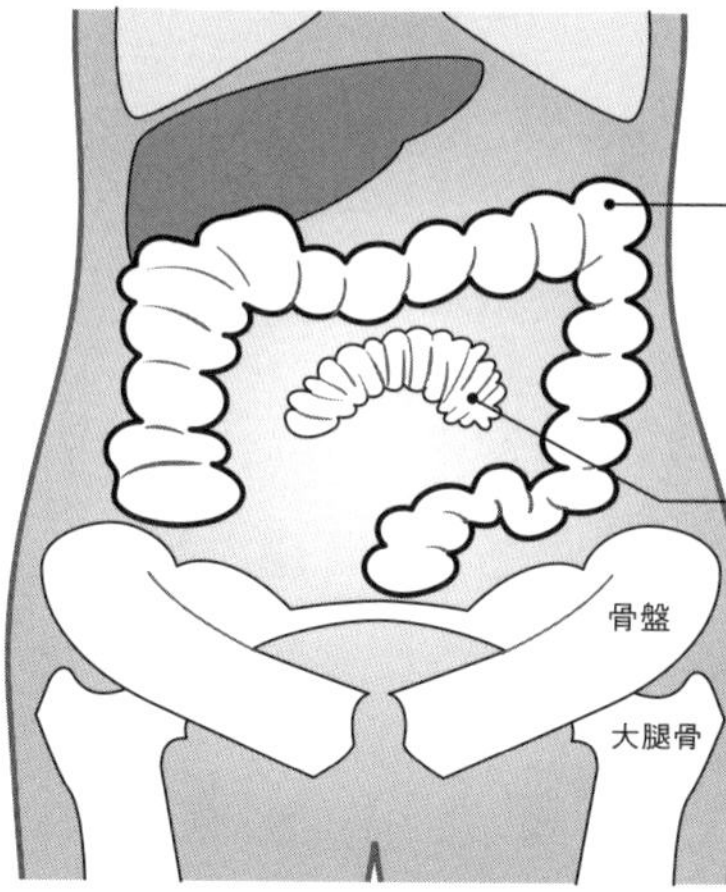

大腸のガス
大腸は太いヒダのため、大きくモコモコしているガス。誰にでも見られる

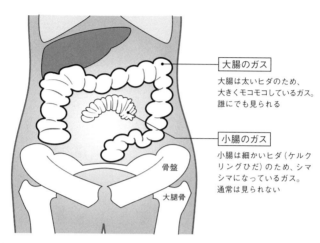

小腸は細かいヒダ(ケルクリングひだ)のため、シマシマになっているガス。通常は見られない
骨盤
大腿骨

小腸ガスは異常な状態(小腸の細かいケルクリングひだをガスの中に見ることができる)

つまり、消化管に通過障害があったり、腸閉塞があったり、小腸に小腸炎などの炎症があることを疑います。

ただし、SIBOが小腸のガスの原因になることは、医師の間でもあまり知られていません。小腸はもともと水と食べ物で満ちており、ガスはほとんど存在しないため、レントゲンでは小腸ガスは正常では見られないのです。

さて、小腸に過剰なガスが生まれるとどうなるでしょうか? もともと細長い小腸にガスが生まれると、小腸は風船のように膨らまされてしまいます。食事をすると、小腸で過剰に増えた腸内細菌が、食べ物をエサとして大量にガスを発生させます。

その結果、食後に小腸は、ガスで風船のようにパンパンに膨らみます。そして、ガスが小腸を通り過ぎると、また小腸は縮みます。そして食事をすると、また風船のように膨らみ、また縮みます。

小腸が弱ることで、さまざまな病気の引き金になる！

このように「膨らんで縮んで」を繰り返すと、小腸は傷つきます。小腸は膨らんで縮んでを繰り返すうちに、その粘膜の壁がうすくなり、穴が開きやすくなったり、本来の消化吸収の力が落ちてしまうのです。

小腸は人間という樹木の「根」にあたります。小腸が本来の力を失うと、人間の体全体に大きな悪影響を及ぼします。

小腸はご存じのように大切な働きを持っています。栄養分を吸収したり、免疫力を司ったりしています。**小腸は最大の免疫臓器です。小腸が弱れば免疫の力が落ち、風邪やイン**

フルエンザなどの感染症にかかりやすくなります。

小腸が弱ると、食後のお腹の張り、おなら、便秘と下痢、このようなお腹の症状が起こるのは当然ですが、そればかりではありません。

うつなどの精神疾患、にきび、肌荒れ、むずむず足症候群、また肥満の原因にすらなるのです。このように、さまざまな病気の引き金にもなりかねません。これらは後述いたします。

SIBOの小腸では、腸内細菌が爆発的に増えている!

もともと健康的な小腸には、大腸とくらべて細菌の数が少ないのが正常です。小腸は、十二指腸→空腸→回腸の3つに分類されます。特に、十二指腸では胃酸があるので無菌に近い状態。それが、空腸→回腸と進んでいくうちに、だんだんと腸内細菌の数が増えていきます。

数字で示します。胃の中の細菌の数は1ミリリットルあたり、1000個程度です。小腸の腸内細菌の数は、10000個程度です。空腸で、1000〜10000個（10の3乗から4乗個）くらい。回腸のいちばん最後の部分で1000000000〜1000000000個（10の7乗から9乗個）くらいです。

それに対して、大腸の腸内細菌の数は1000000000〜1000000000000（10の10乗から12乗個）個に爆発的に増えます。

これを見ると、大腸にくらべて小腸の中の細菌がいかに少ないかがわかります。これは、小腸の中で細菌が増えすぎないように、人体の中でさまざまな防衛メカニズムが働いているからです（理由は後述します）。

また、健康な人の腸内細菌ほど、さまざまな種類が存在します。腸内細菌は多様なほど免疫力が上がり、全身の健康に役立つからです。

では、ＳＩＢＯの状態になった患者さんの小腸ではどうでしょうか。正常の小腸の腸内

胃・小腸・大腸内の細菌数

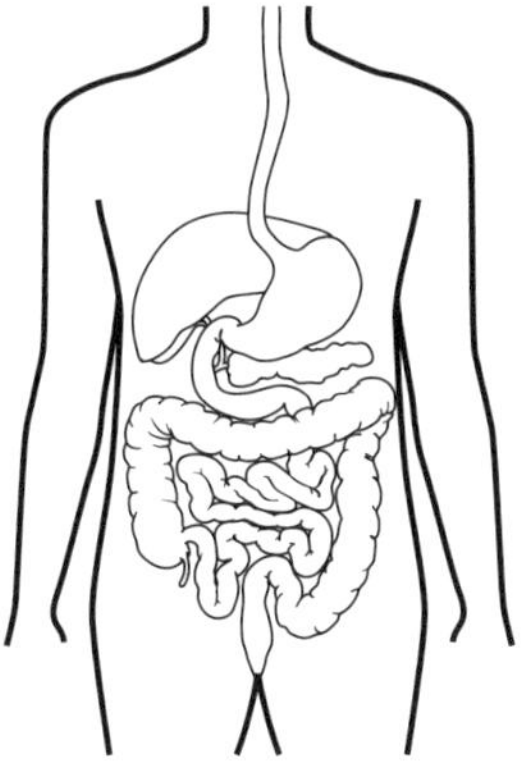

	細菌数(CFU/mL)
唾液	10^{8}〜10^{10}
胃	10^{2}〜10^{3}
十二指腸	
空腸	10^{3}〜10^{4}
回腸	10^{7}〜10^{8}
結腸、虫垂	10^{10}〜10^{12}

小腸内の細菌数は正常では10万個以下で、大腸に比べて非常に少ない

細菌の数は、1万個程度でしたね。それが、**SIBOでは、なんとこれを優に超える細菌数(10万個以上)に爆発的に増えているのです。つまり、小腸の細菌が10倍に増える病気がSIBOなのです。**

加えて、腸内細菌の多様性が失われており、**少ない種類の細菌が増えている**ことがわかっています。

そして、50%のSIBOの患者さんでは、腸の粘膜の通りが良くなりすぎていて、本来は通してはいけないものまで腸の粘膜を通過させてしまうようになっているのです。これを「腸の粘膜の透過性の亢《こう》進《しん》」と呼びます。

本来腸の粘膜は、食べ物から栄養分を吸収するために、栄養分を粘膜から腸の血管の中に通過させます。これは正常な働きですね。

しかし、腸の粘膜の透過性の亢進が起こると、腸の粘膜は「ダダ漏れ状態」になります。つまり、**本来は通してはいけない細菌の作った毒素（LPS）や、未消化の栄養分まで通してしまう**のです。

たとえるなら、小腸を網戸の「網の目」だと考えてみてください。SIBOでは、この網の目が粗くなり、ひどいときには穴があいてしまっている状態だと言うとわかりやすいでしょう。

これによって、さまざまな病気にかかりやすくなってしまうのです。これを、あとで詳しく説明しますが**「リーキーガット症候群（漏れる腸）」**と呼びます。

なぜ、このようなことが起こるのでしょうか。それは前述したとおり、本来はあってはならないガスが小腸の中に発生し、小腸が風船のように過剰に膨らまされたり縮んだりを繰り返すうちに、小腸の粘膜が障害を受けるためです。

また、SIBOの患者さんの腸内では、腸内環境が乱れた結果、正常では増殖が抑えられているカビ（真菌）、カンジダ、イーストの増加が約50％に見られるのが特徴です。

なぜ、医師を「困らせる」患者さんが存在するのか？

これまでお話しした小腸の状態、つまり小腸の中でバクテリアが増えて困っている人がいるということを裏付ける、興味深い臨床現場での事実をお話ししましょう。

「先生、大腸内視鏡のときの下剤、いただけませんか？　あれ飲むとしばらく調子がいいんです」

「先生、大腸内視鏡の検査薬をください！」

たくさんの患者さんを診療している消化器内科医であれば、いちどはこのひと言を患者さんから言われたことがあるはずです。

大腸内視鏡検査を行うとき、大腸の中に便があると内視鏡をうまく奥まで入れることができませんし、ポリープやがんがあるかどうかよく観察することができません。

ですから、大腸内視鏡検査の前には、腸の中をすっかりきれいにするために、2リットルほどの下剤の検査薬（腸内洗浄液）を医師は処方するのです。具体的な検査薬の名前でいうと「ニフレック」とか「マグコロールP」などの検査薬です。

たしかにこれは下剤ですから、便秘でお困りの患者さんではすっきりするのはおわかりでしょう。大腸の中の便は、ほとんどすべて出てしまうのですから。

しかし、患者さんは、大腸内視鏡前にこの検査薬を飲むと、そのときすっきりするだけではなく、その後数ヶ月間も調子が良くなるというのです。しかも、便秘の患者さんだけではなく、下痢でお困りの患者さんまでがそうおっしゃるのです。

なかには腸内洗浄液を飲んだことをきっかけとして、お腹の張りの症状がその後すっかり消失して治ってしまう人もいます。

しかし、これは「検査薬」ですから、検査前でもないかぎり、ふつうの内服薬のように処方できません。国が定めている保険診療の決まりで、検査前にしか医師は患者さんに腸内洗浄液を処方できない仕組みになっているのです。それでお医者さんは言います。

「うーん、それは検査前ではないので、保険診療では処方できないんですよねー」

巷では「あやしい腸管洗浄」が流行っている

他にもこのような事例があります。世の中には、お尻からチューブを入れて、水を入れて、便を洗い流す「腸内洗浄」をやっているクリニックがあります。「それで宿便が取れて、すっきりしてダイエットになる」と謳っています。

本当は、もともと「宿便」というものは存在しません。いくら便が腸の壁の中にくっついてとどまっていようとしても、腸の粘膜は定期的にたった数日ではがれ落ち、生まれ変わります。新陳代謝が早いため不可能なのです。

また、ダイエットになるのかも疑問でした。というのも、便が腸内洗浄によって取れれば、一時的に取れた分の便の重さは体重として減るでしょうが、また便が溜まってくればもとどおりになってしまうからです。

ですから、医師は患者さんから「腸内洗浄って効くんですか？」と聞かれると、

「いやいや、あんなのあやしい民間療法ですし、一部は医師ではない人がやっていて腸に穴をあけてしまって腹膜炎になって死亡事故につながっている例もあるし、止めたほうがいいですよ。危険ですし、医学的根拠はありませんから」

と否定します。なかには、そんな質問をした患者さんをバカにしたような態度をとる医師までいるでしょう。

ただ、それにもかかわらず、これだけたくさんの「腸内洗浄ファン」がいて、それを行っているクリニックが多いのはなぜでしょうか？　ほかにも、コーヒーなどで浣腸（コーヒーエネマ）をすることをすすめる医師もいます。

正統的な医学をまじめに学んできた医師ほど、このような事実はまったくおかしいことに感じられるはずであり、やむを得ないことです。

SIBOの登場により、「非常識」が「常識」になる

腸内洗浄の検査薬でお腹の調子が良くなる患者さん、腸内洗浄でお腹の調子が良くなる患者さんの2例を説明しましたが、これは医学の常識に合わない患者さんで、「常識には当てはまらない例」「非典型例」として医師はかたづけてしまっています。しかし、そのような医師の態度は「まちがい」であることがわかってきたのです。

イギリスの権威の高い医学誌である「ブリティッシュ・メディカル・ジャーナル」（BMJ）に報告された研究では、2リットルの腸内洗浄液を飲むと、腸内のバクテリア全体の菌数が31分の1に減少することがわかったのです。

腸内洗浄液を飲んだ14日後、28日後にはもとの菌数にもどりますが、一時的に腸の中のバクテリアの数を減らすのです。

腸内洗浄液や腸内洗浄によって、お腹の張りや痛み、便秘や下痢が良くなると訴える患者さんは、実は、腸の中で過剰に増えたバクテリアの数が減ることで楽になっているのです。そしてそのようなパターンの患者さんは、SIBOの可能性があるということを示唆しています。

あとで述べますが、**ＳＩＢＯの治療には、世界的には腸内で過剰に増えたバクテリアを減らすために特殊な抗生物質が使われています。**

腸内洗浄液や腸内洗浄は、より安全な方法をまじめに研究すれば、抗生物質で腸内環境を整えるよりも、耐性菌の出現もなく、安全な治療法にもなりうることを示しています。いったんこのような手段で腸を「再起動」させると、その後症状がなくなってしまう患者さんもいるのです。

このように、お腹の具合が悪い人は、腸をいったん空にすることで、お腹の調子を改善することができます。

東北大学では伝統的に過敏性腸症候群に対する心理療法として、入院のうえ「絶食療法」が保険適応にて行われており、成果を上げています。医師の指導のもと、点滴などで脱水を予防しながら適切な「断食」を行うと、脳に良い効果をもたらすケトン体が出るようになります。

ケトン体は脳の異常興奮を抑えるため、不安や緊張の脳波であるベータ波が減り、精神を安定させるアルファ波が増え、多幸感が生じ、イライラが減り、さまざまなことに対する感謝の心が生じ、過敏性腸症候群が良くなるのです。

断食はこのように精神的に良い効果をもたらし、ケトン体は脳を保護し、てんかん発作も減らします。ただ、断食はこのように「精神」に良いだけではなく、腸がいったん空になることで、過敏性腸症候群の症状が楽になっている可能性があると私は考えています。過敏性腸症候群にはＳＩＢＯが合併していることが多いのですが、断食することで小腸内に増えすぎた腸内細菌が減り、主に水素ガスが減ります。この結果、過敏性腸症候群が楽になっているのです。

以上のように、大腸がんなどの病気の有無を確認するために大腸内視鏡をすることは、腸管洗浄液を飲むので、いったん腸の中を強制的にすっかり空にし、腸をリセットするために有効であるということです。ぜひ、大腸内視鏡を受けてみましょう。

さらに、この腸内洗浄液（ポリエチレングリコール）は、前述のように日本では検査薬としか保険が通っていませんが、海外では小児にも安全性が高く、慢性便秘症の第一選択薬となっているのです。

早く日本でも広く使われるように保険の改正が望まれます。

なぜ善玉菌をとっても、かえって調子が悪くなる人がいるのか

次のエピソードです。

「お腹の調子がすぐれない」と訴える患者さんがいると、医師はすぐに整腸剤を処方することが多いものです。

乳酸菌やミヤイリ菌など、腸を整えると考えられている善玉菌が入っている薬を処方してもらったことがある人も多いでしょう。これで多くの患者さんは調子が良くなります。

しかし、その中に、「先生、この善玉菌の薬を飲むと、お腹が張ってしまってかえって調子が悪くなるのでとても飲めません」という方が必ずいらっしゃいます。

これも、消化器内科医が多くの患者さんの診療をしていると、よく遭遇するエピソードです。「整腸作用のある善玉菌を出したのに、おかしいなあ」と医師は感じています。

「まあ、この患者さんには合わないんだろう、じゃあ中止してくださいね」

これまでの医師はこの程度の反応しか示さず、その理由もよくわかりませんでした。

ところが、このように善玉菌や善玉菌が入ったヨーグルトなどをとると、かえって調子が悪くなる人がいる理由がわかってきたのです。

答えはシンプルです。**小腸の中で細菌が増えすぎてしまっている人がいる**のです。つまりはＳＩＢＯの人です。

ＳＩＢＯの小腸では、ただでさえ細菌が増えています。そのうえ、善玉菌を飲んだらどうなるでしょうか？　焼け石に水。**さらに小腸の中で細菌が増え、その細菌がガスや多くの代謝産物を作り、さらにお腹の調子が悪くなる**というわけです。

「非典型的な患者さん」の中にこそ、明日の医学の教科書の中身がある

この３つのケースの患者さんは、医師からすると、「非典型的な患者さん」「理屈に合わない患者さん」などというふうにとらえられてしまいます。

しかし、実際はどうでしょうか？　このように非典型的で古い医学の理屈に合わない患者さんの声の中にこそ、ＳＩＢＯという病気を明らかにする糸口があると思いませんか？目の前にいる患者さんの訴えをないがしろにせずしっかり傾聴し、それが非典型的だからと切り捨てたり無視したりせず、臨床上の疑問として取り上げ、それを臨床研究のテーマとしていくことが医師の正しい姿だと自戒を込めて思います。

もっと言うなら、医師は「単に動物実験でこうだった」というデータをすべて鵜呑みにして、そのような健康法を患者さんに強要することがあってはなりません。

なぜならば、動物は話すことができないからです。それに対して人間は話すこともできますし、その症状をしっかり医師に伝えることもできます。その訴えを医師は傾聴しないと、患者さんにとってまったく害にしかならない健康法を強要したり、患者さんをまどわすことになってしまうのです。

実際、現在世の中に伝わって、テレビや雑誌や本で宣伝されている健康法の中には、間違った健康法がたくさんあります。

特に腸についての健康法についてては、「腸にいい」と言われているものが、お腹の調子が

すぐれないSIBOの患者さんをさらに悪化させているものがあるのです。これについてもあとで説明します。

腸内細菌は、私たちの健康になくてはならないもの

古い医学では、細菌やバクテリアと言えば、否定的な意味合いで語られ、体内から排除しようとしていました。

実際、太古の昔から、人間の進化の過程のうえでは、腸の中に「共生」している腸内細菌と人間の細胞の間において栄養の奪い合いの戦いの歴史がありました。

人間の腸の細胞は栄養分が腸の中に入ってきたとき、腸内細菌に奪われる前にすばやく体に取り込む分子メカニズムを進化させてきたのです。いわは腸内細菌は人間の「ライバル」でした。

それが、**現在は人間の体にとってある種の細菌が、実は健康に重要な働きをしていることが知られ始め一躍脚光を浴びました。**

人間の腸内には、１００兆個以上の細菌が棲んでいます。それに対して人間の細胞は37兆個です。人間の細胞の約3倍の腸内細菌が腸内には存在するわけです。

最近は腸内細菌の働きや、腸内フローラという腸内細菌のバランスが、人間の体の健康に非常に大きな働きをすることがわかってきました。細菌は駆除すべき古来のイメージとは全く逆で、「私たちには細菌が必要だ」ということに気づく必要があります。

昔考えられていたように、細菌は敵ではなく、味方だというわけです。それで現在、腸内細菌を整える食事法やサプリメントなどがもてはやされています。

腸内細菌は、ご存知のように腸の中に棲んでいるだけではなく、体の健康に役立つ短鎖脂肪酸などの代謝産物を作り、それは腸の中の血管から血液の流れに乗り、全身を循環し、心血管疾患を予防したり、血糖を上昇しにくくしたり、がんを予防したりする効果があるというわけです。

腸内細菌は、炭水化物を分解し、消化吸収できるようにしてくれます。

腸内細菌は、免疫系の発達に貢献してくれています。

腸内細菌は、ビタミンK1を、骨の健康に重要な栄養素であるビタミンK2に変換してくれています。

このように腸内細菌は、私たちの健康になくてはならないものなのです。腸内細菌は、れっきとした「気づかれない器官」と言えるべきものです。

健康に良い菌も、場所と数によっては「悪玉」になる!

ただ、このような腸内細菌の種類についてだけでなく、腸内細菌の数やバランスについて、私たちはもっと詳しく知る必要があります。

「善玉」とされる細菌でも、体のある部分では「善玉」となりますが、別の部分では「悪玉」となる場合があるからです。

さらに、「善玉」とされる細菌でも、過剰になれば非常に好ましくない状態になります。

これがＳＩＢＯと呼ばれる病態で、「小腸内細菌増殖症」という状態です。

もちろん、これは小腸の中の細菌が増えるだけで、伝染病ではないので他人に感染することを心配しなくても大丈夫です。

腸内細菌の大多数は、大腸に棲息しています。大腸内の液体をスプーン1杯すくってみると、微生物として約1000億から1000億個の細菌が見られます。それに対して、小腸内では同じ量の液体だと、たったの10万個前後の細菌しかいません。

腸内細菌の分布と密度は、私たちの健康を維持するうえで重要です。

小腸内細菌増殖症では、小腸内に過剰な細菌が増殖すること、または不適切な種類の複数の細菌が存在すること、あるいはその両方のケースがあります。

そして、**過剰に増えた腸内細菌は、私たちの体と栄養を奪い合う「敵」になりうる**のです。

第2章

SIBOになると、さまざまな症状が現れる！

ＳＩＢＯによって起こる、お腹の症状とは

腸内のバクテリアが過剰になると、細菌は食物の未消化な砕片を食べ始めます。細菌はさらに、発酵性の炭水化物を発酵させます。この**発酵の過程の副産物として水素ガスが発生**します。

ビールやパンを作ると、発酵でたくさんガスが発生することをあなたもご存じでしょう。それと同じことが小腸の中で起こるのです。細菌が糖類などの炭水化物を発酵させると、**主に水素と二酸化炭素、メタンを発生**させます。

腸内細菌が異常に増殖すると、細菌たちは大挙して食物を横取りするようになり、人間のほうが食物を消化しようとする前にそれを食い荒らしてしまいます。**人間の腸には栄養が十分にゆきわたらずに、水素ガスばかりが溜まる**ことになります。

ＳＩＢＯには**水素ガスを発生させるタイプ**のほか、**メタンガスを発生させるタイプ**があります（後述）。

メタンを発生させるタイプのＳＩＢＯの場合、核を持たない単細胞生物である「古細菌（アーキア：archaea）」の異常な繁殖が見られます。この古細菌は水素を食糧としますが、その副産物としてメタンを合成するのです。

どちらの場合でも、**小腸内には大量のガスが発生する**ことになります。腸内がガスで満ちると、**腹部膨満感、ゲップ**になります。さらにガスが過剰になると深刻な**鼓腸症**《こちょう》（１３９ページ参照）になり、やせている人でも５ヶ月もすぎた妊婦のような外観になってしまいます。

ほかにも**腹痛**が生じます。**下痢または便秘**、その両方を繰り返すこともあります。それは、水素ガスとメタンガスが同時に存在することもあるからです。

また、腸内細菌によって炭水化物が分解されると、**過剰な短鎖脂肪酸（酪酸、酢酸、乳酸、プロピオン酸）が産生**されます。

これらは少量であれば、肥満を抑え、動脈硬化を抑え、血糖値を安定させる良い効果がありますが、大量になると酸性便の原因となり、**腹部膨満感や下痢**の引き金になります。

また細菌の増殖は**小腸運動を障害し、吐き気やお腹の張り**の原因になります。

ＳＩＢＯには、大きく分けて2種類のタイプがある

ＳＩＢＯに、は大きく分けて2種類のタイプがあります。

①下痢型のＳＩＢＯ

②便秘型のＳＩＢＯ

それぞれ、少し病気が起こるメカニズムと症状に違いがあります。

①下痢型のＳＩＢＯ（ＳＩＢＯ-Ｄ（下痢：Diarrhea））

下痢型のＳＩＢＯは、小腸の中で「水素」が発生しやすいことが特徴です。

ＳＩＢＯの患者さんの小腸の中では､過剰な腸内細菌が増えています。この腸内細菌は、われわれが発酵しやすい炭水化物を食べると、それをエサとして食べまくります。

そして、この炭水化物と腸内細菌が過剰な発酵を起こし、その過程で過剰な水素を発生させるのです（左ページのグラフ参照）。

腸内ガスの種類と症状

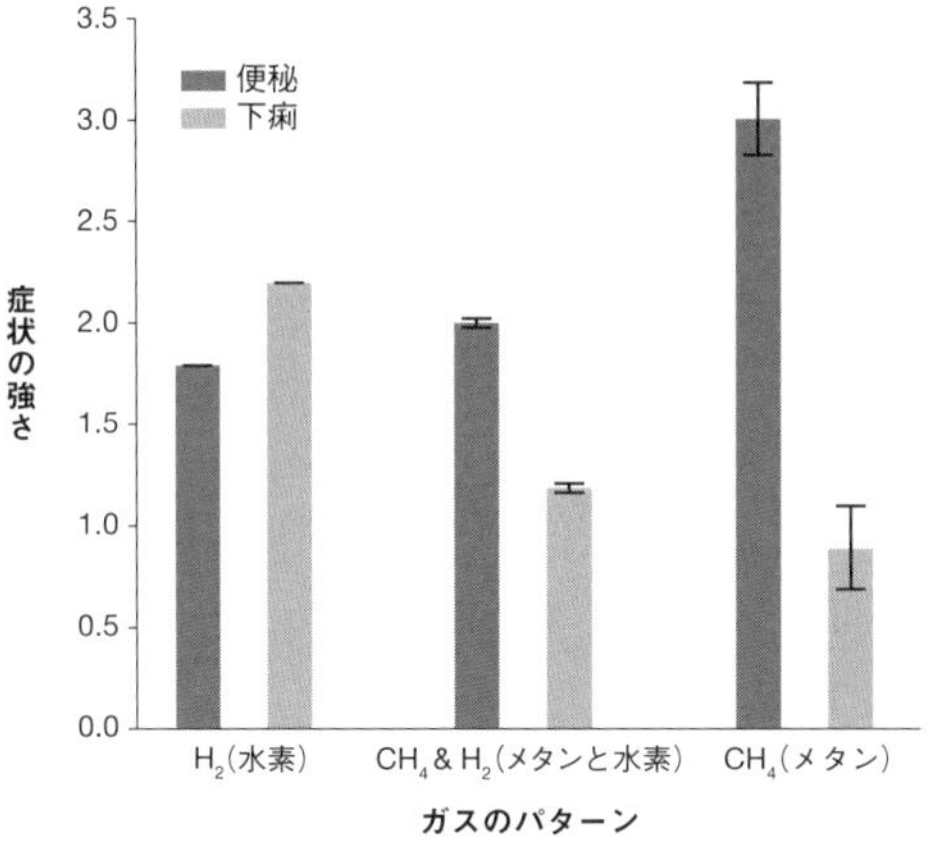

水素（H_2）が出ている患者では下痢が多い。メタン（CH_4）が出ている患者では便秘が多い。水素とメタンが両方出ている患者では便秘が多い（Pimentel M et al. 2012より引用）

小腸は水素ガスに敏感です。**小腸で生まれた水素ガスによって、お腹がパンパンに張ったり、下痢の症状を出す**のです。そしてこの水素ガスとともに生まれるのが過剰な短鎖脂肪酸です。

前述したように短鎖脂肪酸は、適量であれば健康に良いものです。しかし、過剰に増えると、下痢や腹痛を起こします。

この酢酸をはじめとする短鎖脂肪酸は、小腸の粘膜に働きかけて「インクレチン」というホルモンを分泌させます。このインクレチンは主に小腸の粘膜から生まれ、腸の粘膜にある血管から吸収されて全身の血液の循環に乗ります。そして、膵臓に働きかけてインスリンの感受性を高め血糖値を下げます。

このように体にいい効果もあるのですが、ＳＩＢＯや過敏性腸症候群の患者さんにおいては注意が必要です。なぜなら、**短鎖脂肪酸によって分泌が増えるインクレチンは胃や大腸の動きを悪くするため、便秘や腹痛を悪化させる**からです。

胃腸の動きが遅くなると消化管通過時間が延長し、食べ物と腸内細菌が接触する時間が増えます。すると腸内細菌はさらに食べ物を発酵させ、水素ガスや過剰な短鎖脂肪酸を作り出してしまい、お腹が不調になるという悪循環が生じるのです。

さらに、インクレチンは、胃と食道の境目にある食道括約筋という逆流防止弁をゆるめてしまいます。このせいで、**インクレチンが増えすぎると、逆流性食道炎が増える**ことが報告されています。実際、「インクレチン受容体作動薬」というインクレチンを増やす糖尿病薬を使用している人には、逆流性食道炎が多いという統計報告もあるのです。

ＳＩＢＯの患者さんでは、小腸でガスが増えており、それが胃に逆流してゲップや胸焼けを起こします。短鎖脂肪酸を増やす食事をすると、食道と胃の間の逆流防止弁をゆるめてしまい、さらにゲップや胸焼けが悪化してしまうのです。

過敏性腸症候群患者における
便中の短鎖脂肪酸の量による腹痛重症度の比較

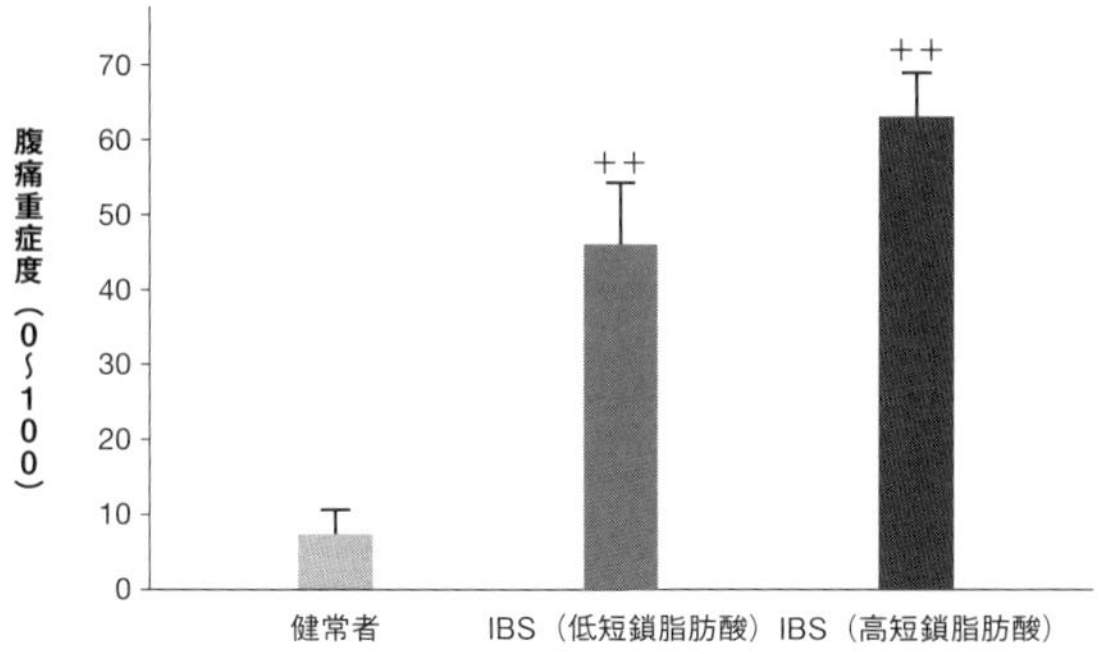

過敏性腸症候群患者を、高短鎖脂肪酸患者と低短鎖脂肪酸患者に分類し、健常者と腹痛の重症度を比較した。便中の短鎖脂肪酸の量が多い過敏性腸症候群患者のほうが、短鎖脂肪酸が低い患者よりも腹痛の程度が有意にひどかった（Tana C et al. 2010より引用）

とくに過敏性腸症候群の人の腸の中では、「ヴァイヨネラ」と「ラクトバチラス」という腸内細菌が多いことが判明しています。「ラクトバチラス」は、グルコースを乳酸に代謝する細菌で、「ヴァイヨネラ」は、乳酸を酢酸やプロピオン酸に分解する細菌です。

つまり、過敏性腸症候群の人は、正常の人と同じ食物を食べていても、酢酸をはじめとする短鎖脂肪酸が過剰となりやすく、短鎖脂肪酸の量が多い人ほど腹痛などの症状がひどいことがわかっているのです（上のグラフ参照）。

健康に良いとブームになっている短鎖

脂肪酸ですが、人によっては逆効果なことがあります。パーキンソン病の人に短鎖脂肪酸である酪酸を増やしすぎると、パーキンソン病の症状がひどくなることも報告されています。健康法の効果は人それぞれによって違います。あの人にとって効果的だった健康法が、あなたにも良いとはかぎらないのです。決して「短鎖脂肪酸を増やせばすべてうまくいく」という単純なものではないのです。

短鎖脂肪酸健康法や、腸内細菌健康法も、SIBOや過敏性腸症候群の患者さんにとっては逆効果になります。もともと腸に不調がない健康な人も、「腸活」と称して短鎖脂肪酸を増やすために上限を考慮せずに水溶性食物繊維を取りすぎたり、発酵食品を取りすぎるのは健康を害するもとになります。なんでも「すぎたるは及ばざるがごとし」なのです。

②便秘型のSIBO（SIBO-C（便秘：Constipation））

下痢型のSIBOは小腸の中で水素が発生することが特徴ですが、**便秘型のSIBOの特徴は、小腸の中で「メタンガス」が発生しやすいことです**（59ページグラフ参照）。

メタンガスは臭いがあるようなイメージがありますが、実は水素と同じで無臭であり、気づきづらいのが特徴です。

このメタンガスは、通常の細菌からはほとんど発生しません。このメタンガスを発生させているモノは、細菌でもウイルスでもありません。「古細菌（アーキア）」という生物だったのです。

アーキアという生物は、別名、古細菌と呼ばれてはいますが、厳密には細菌でもなく、ウイルスでもありません。発生上、別物の生物です。

古細菌は細胞核を持たない単細胞生物です。有機化合物の嫌気《けんき》性分解が起こるほとんどの環境で見つかるという点で、非常にしたたかな生物です。

たとえば、非常な高温となっている海底の熱水噴出口付近にさえ棲息しています。最近まで古細菌は細菌の一種と考えられてきましたが、古細菌と細菌とは生物の系統分類においてまったく異なることがわかりました。

炭水化物や食物繊維をとると、腸内の細菌はそれを発酵させます。発酵によって水素が発生します。古細菌の食べ物はその水素なのです。古細菌は水素を消費する過程で、副産物としてメタンを発生させます。

体内でメタンを発生させる古細菌は、メタン菌（メタノーゲン）と呼ばれています。メタンを発生させるプロセスは「メタン発酵」と呼ばれ、一部の動物はこの働きがある古細菌に消化を助けてもらっています。

たとえば牛は胃の中に草を発酵させる多数の細菌をかかえているため、大量のメタンを発生させています。牛だけではなく、人間も約15～30％の人が水素4分子をメタン1分子に変換することができるメタン菌（Methanobrevibacter smithii）と呼ばれる細菌叢を持っており、メタンを発生させていると言われています。

したがって、古細菌の働きで大腸の水素ガスが減ることになりますが、メタンはメタンで良からぬ影響をもたらします。

この古細菌を腸内に飼っているSIBOの患者さんは、メタンガスが発生し、便秘になりやすいことがわかっています。メタンガスは腸の動きを抑制し、腸内の物質を通過させる能力を鈍くするため、**便秘になりやすく、お腹の張りも発生しやすいからです。そうです。腸内細菌が作り出すガスが便通異常を引き起こしているのです。腸の中のガスが多い人は、便秘や下痢になりやすいことがわかってきました。**

通常の人の腸の中にも２００ミリリットルほどのガスが溜まっていますが、便秘や下痢の人では50リットルものガスが溜まっているのです。

それだけではありません。メタンガスの発生は、健康上好ましくない問題をはらんでいることがわかってきました。腸内にメタン菌を持っている人に抗生物質治療を行い、メタン菌を除菌した人の研究があります。メタン菌を除菌する前後の人の代謝の状態を調べたものです。

肥満で糖尿病一歩手前の被験者に対してメタン菌を除菌すると、総コレステロール、悪玉のコレステロール（ＬＤＬ）、およびインスリンレベルが有意に改善したのです。

つまり、メタンガスは代謝に悪影響を与えており、**メタンを発生するタイプのＳＩＢＯはメタボになりやすい**ということです。実際、ある研究では、ハツカネズミにメタンを発生する古細菌を投与したところ、体脂肪が増加するという結果が得られています。メタンガスを減らせば、やせられる可能性もあるのです。

ＳＩＢＯのタイプで体型に差が出る、肥満になる！

最近の研究でわかってきたことは、**水素を発生するタイプのＳＩＢＯは、やせ型の体型ですが、メタンを発生するタイプのＳＩＢＯには肥満型の体型が多く**、腹囲が大きく、有意にＢＭＩ（肥満度）が高いことが判明しているのです。逆に言えば、**ＳＩＢＯを治療することで、やせる効果が期待できる**のです。

また、メタンが発生しているＳＩＢＯのやっかいなところは、診断で注意が必要なところです。というのも、古細菌は、水素ガスを燃料としてメタンガスを発生させます。

したがって、ＳＩＢＯの検査で水素が発生しているかを検査する際、古細菌が水素を消費してしまうので、実際には小腸の中で水素が発生しているのに、検査で水素が十分に検出されないためです。水素の検査結果が陰性でも、それだけではＳＩＢＯではないと判断できないのです。

ですから、後述するように、**ＳＩＢＯかどうか診断するには、水素ガスと、メタンガス**

の両方を測定しなくてはなりません。

そして、メタンガスが発生しているタイプのSIBOのほうが、やや治療が難しく、再発が多いとされています。なぜなら、古細菌が抗生物質に耐性を持つことが多いからです。

SIBOの症状は、お腹の不調だけにとどまらない!

慢性的な下痢や便秘、下痢や便秘を繰り返す。
腹痛。
お腹がゴロゴロする(腹鳴)。
食事をしたあとに、お腹がパンパンに張る。
ゲップ、胸焼け、食べ物が食道に戻る。

これらの症状は典型的なSIBOの症状です。

しかし、実際にはSIBOの症状はお腹の不調に限らず、意外なものが多いのです。小腸は全身の臓器、ひいては心とまでネットワークでつながっており、小腸のトラブルは肌荒れ、栄養失調や肥満もしくはやせ、神経系および精神面の不調などを引き起こすのです。

うつ症状（気分の落ち込み、不安感、パニック発作）
湿疹やニキビ
不眠
慢性的な鉄欠乏性貧血・ビタミンB_{12}欠乏症
やせ、もしくは肥満
むずむず足症候群

などです。意外に思う方も多いでしょう。病気の原因はわかりやすいものばかりではありません。患者さん自身では特定できないものも多いのです。

しかし、一見関係ないように思える体の症状が、腸の不調、すなわちＳＩＢＯをしっかり治療することで、良くなることも多いのです。

お腹の症状が良くならずに、内視鏡検査などを行っても「異常なし」と言われ、医師から精神科の薬やうつの薬を処方される人も大勢います。でもそれはＳＩＢＯを治さない限り、根本的な治療にはならないのです。

ＳＩＢＯによって、ビタミンなどの栄養の吸収が悪くなる

ＳＩＢＯが起こると、主に増える「通性嫌気性菌」が腸の粘膜に接着します。この嫌気性菌は腸管毒素を作り出し、腸の粘膜にダメージを与えます。ＳＩＢＯで増える「好気性菌」も、酵素や腸粘膜を障害する代謝産物を作り出します。

また、ビタミンの吸収が悪くなります。たとえば、胆汁の働きが悪くなるのです。胆汁は脂肪の分解を助ける消化液です。しかし、ＳＩＢＯを患《わずら》うと、細菌は胆汁酸塩の働きを妨げるため、脂肪を十分に吸収できなくなります。

脂肪を吸収できないなら太らないからいいや、と喜んではいられません。人間は、**脂溶性のビタミン（ビタミンE、D、A）の吸収を、食事で摂取する脂肪に依存している**のです。このため、ＳＩＢＯにかかると重症者では、**ビタミンE、D、Aの欠乏**が生じるので

す。

ビタミンKも脂溶性のビタミンですが、その生成は細菌による発酵によるものであるため、SIBOではビタミンKが不足することはあまりありません。葉酸も細菌によって産生されるために、正常もしくは高値を示します。

ビタミンE欠乏……免疫系の弱体化、視力障害、筋肉の劣化
ビタミンD欠乏……骨粗鬆症《こつそしょうしょう》、免疫力の低下、感染症にかかりやすくなる、がんのリスクが高まる、ホルモンのトラブル
ビタミンA欠乏……夜盲症など視力の低下、免疫系の弱体化

などが生じることがあります。

そして、ビタミンB_{12}欠乏が起こることがあります。人間の体がビタミンB_{12}を吸収する前に、細菌がそれを横取りして食べ尽くしてしまうのです。

また、SIBOの患者さんでは、消化管からビタミンB_{12}を吸収する効率が落ちているので、内服薬やサプリメントでビタミンB_{12}を口から飲んだとしても、うまく消化管から吸収されないため、ビタミンB_{12}を筋肉注射で行う必要があります。

さらに、SIBOは**アミノ酸やタンパク質の吸収障害を起こします。精神を安定させるホルモンであるセロトニンはアミノ酸から体内で作られます。また、よく眠るために必要なホルモンであるメラトニンはセロトニンから作られています。**

つまりSIBOによってアミノ酸が吸収されづらくなるとうつになったり、不眠になりえるのです。

さらに、いくらものを食べても吸収されずに、タンパク質がボロボロ便の中に漏れて、ひどい低タンパク血症をもたらす「蛋白漏出性胃腸症」との関係性も指摘されているのです。

この病気は非常に治療が難しい病気です。原因もはっきりしない場合も多い病気です。しかし、SIBOを改善することで、蛋白漏出性胃腸症が改善する可能性もあります。

このビタミンB_{12}が欠乏すると、赤血球の合成やDNAの合成がうまくいかなくなります。その結果、「巨赤芽球性貧血」という大きなお化け赤血球ができてしまい、**正常な造血ができない状態になり、貧血になってしまう**のです。

ビタミンB_{12}には神経の細胞を健全に保つ働きがあります。したがってビタミンB_{12}が欠乏することで、**しびれ、うつ、疲労感、記憶力の低下**が生じるのです。**ビタミンB_{12}の血液中の濃度が高い人ほど、認知症になりにくくなる**というデータがあります。あまりにビタミンB_{12}が欠乏すれば、認知症の進行が早くなる可能性もあります。以上のように、ＳＩＢＯになるとこのようなビタミンの欠乏を生じる可能性があるのです。

それだけではありません。小腸の壁が風船のように膨らんでは縮んでを繰り返すうちに、小腸で栄養を吸収する「絨毛」がダメージを受け、**ビタミン以外の消化吸収にも悪影響が及ぶ可能性がある**のです。

栄養が吸収できないとやせると思う人が多いでしょう。しかし、人によっては太る人もいます。

脂肪を吸収できないと、人間はその他の炭水化物から栄養を過剰に得ようとします。その結果、太りやすくなる可能性があるのです。ＳＩＢＯを改善すると、やせる人も出てくるのです。

ＳＩＢＯが治ると、細菌との栄養素の奪い合いの戦いがなくなることで、エネルギーがしっかりと私たちの体に吸収されるようになります。人間の細胞の中に栄養素がもれなく供給されることで、細胞の中のミトコンドリアというエネルギー産生工場がしっかり働き始めます。すると睡眠もしっかりとれるようになり、異常な疲れも改善するのです。まさに、「風が吹けば桶屋がもうかる」ということわざは小腸にも当てはまるのです。

良い腸内細菌は脳まで変化させ、ストレスに強い心を作る

さらに、ＳＩＢＯとメンタルの関係についてお話ししましょう。これまでの研究で、脳が胃や腸などの消化管に影響を与えることはわかっていました。

たとえば、気分の変化は胃液の分泌に影響を与えます。ストレスがかかると、消化不良になって食欲がわかなくなることはよくあることです。

しかし、最近の研究でわかってきたことは、**腸も脳に影響を与えている**ことです。**ダメー**

ジを負った腸は、脳に強いストレスを与え、メンタルのバランスを崩すのです。
つまり、腸と脳の関係は、相互に影響を及ぼし合っている「双方向的な関係」にあるのです。

ある種の自閉症（コミュニケーション能力に支障を来す精神疾患の一種）には、腸内細菌の乱れが関係しています。そして、これはプロバイオティクスによって治療できることがわかってきました。プロバイオティクスとは、医療的な効果を期待してとる乳酸菌などの微生物のことです（２０９ページ参照）。

ある薬剤を母親マウスに注射すると、自閉症と同じ症状のマウスを作ることができます。この母親マウスは腸内細菌が乱れています。

この母親マウスから生まれた子どもマウスも、やはり自閉症の症状を出すのですが、このマウスに乳酸菌などのプロバイオティクスを投与すると、自閉症の症状が改善するのです。

自閉症は、腸内フローラの異常が関係していると判明しています。自閉症モデルマウスを調べると、腸の細胞と細胞の間に隙間《すきま》があり、ウイルスや細菌の作り出す毒素の進入を許してしまう腸（リーキーガット：後述）でした。

つまり病原体がかんたんに体内に侵入してしまうのです。しかし、整腸作用のある薬を服用させたところ、低下していたコミュニケーション能力が改善するのです。

この原因は腸内細菌によって作られる「4EPES」という毒素でした。自閉症マウスの血液中では、この4EPESが正常のマウスの80倍も増えていました。

この毒素4EPESを正常のマウスに注射すると、コミュニケーション能力の低下が見られました。マウスだけではなく、自閉症患者では血液中の4EPESが増えているということが証明されています。このように自閉症に見られるコミュニケーション能力の障害は、腸内細菌が関係しているという説が脚光を浴びているのです。

別の実験では、ラットを拘束して動けなくさせると、ラットにストレスがかかり、ストレスホルモンが分泌されます。ところが、ラットに前もってプロバイオティクスを与えておくと、ストレスホルモンが分泌されにくくなります。

つまり、**乳酸菌をとって腸内環境を整えておくと、ストレスに対する耐性が生まれる**のです。近年、「キレる」子どもの問題がしばしばクローズアップされますが、腸内環境を整えると、キレやすい性格が緩和される可能性もあるのです。

脳の発達にも、腸内細菌が関わっていることがわかってきています。「ＢＤＮＦ（脳由来神経栄養因子）」という物質があります。脳の海馬などに存在し、神経細胞を活性化し、その増殖を促す物質です。記憶力とも関係が深いとされています。実験的にマウスの腸内細菌をなくしてしまうと、このＢＤＮＦが発現しなくなります。

また、脳の海馬の近くに、人間の情動をつかさどる、扁桃体という部位があります。腸内細菌がないと、扁桃体でもＢＤＮＦが発現しなくなってしまいます。

つまり、**腸内細菌**がなくなると、**記憶力が低下してしまったり、無感動や無感情になってしまったりする恐れがある**のです。

以上のように、脳と腸は双方的な関係にあり、特に腸内細菌は直接脳に語りかける形になっているのです。**脳と腸がお互いに影響を及ぼし合っているため、ストレスや精神的・心理的なトラブルは、ＳＩＢＯを引き起こす原因にもなる**ということがおわかりになるでしょう。

腸のトラブルは、肌にも現れる!

あなたは**肌のかさつき**、**にきびや湿疹**、**吹き出物**で悩んでいませんか? 実はこれらの皮膚のトラブルは、SIBOが原因となって起こっていることがあるのです。

SIBOでは、小腸内に過剰なバクテリアが増えることで、小腸に運ばれてくるさまざまな栄養素が横取りされ、不足しがちになることをお話ししました。

特に、肌の健康を保つのに重要な栄養素は、**亜鉛やマグネシウム**。亜鉛が不足すると、肌は荒れますし、これによって**アトピー性皮膚炎**が起こります。また**アレルギー性鼻炎**などの免疫異常、アレルギー症状も生じることになります。

ビタミンEは肌の健康を保つのに重要ですが、SIBOでは、ビタミンEもまた不足します。また、皮膚の角質細胞や表皮細胞は、腸内細菌の作り出す「フェノール類」という腸内細菌環境の悪化で増える物質の影響を受けます。

そのほか、**マグネシウムや鉄が不足すれば、生理痛が悪化するほか、むずむず足症候群が出る**ことになります。

「ロザケア（rosacea：しゅさ）」という顔の赤みが見られる人では、肌の健康な人にくらべてSIBOにかかっている割合が10倍であるという統計結果が出ています。

ロザケアの有名人と言えば、クリントン元大統領やダイアナ妃。ダイアナ妃はかなりロザケアでは悩んだようですし、精神的にもうつなどのトラブルをかかえていたようです。SIBOのような腸内細菌叢の異常があったと推測する人もいます。

ロザケアの45％～65％、乾癬《かんせん》の21％の患者さんにSIBOが見られ、**SIBOの治療によって、これらの患者さんに顕著な改善が見られる**こともわかっています。実際、ロザケアや乾癬、脂漏性皮膚炎を持った患者さんの腸内細菌叢には、乱れが見られることが報告されています。

症状が長く続くと、「免疫システム」に異常が起こる！

小腸が過剰なガスで膨らんで縮んでを繰り返すうちに、小腸の粘膜は薄くなり、小腸粘膜はダメージを受けます。また、過剰な腸内細菌が作り出す毒素は、小腸粘膜にキズをつけます。

そうすることで、最終的には前述した「リーキーガット症候群（漏れる腸）」になってしまいます。

小腸に穴が開いたような状態になり、正常では腸の粘膜の中に入っていかない細菌の毒素が粘膜の中に入り込み、血液の流れに乗るようになってしまいます。つまり**免疫力・抵抗力がかなり下がってしまう**のです。

また未消化な栄養分や細菌が、血液の流れに乗って循環するようになります。従来、血液の中には細菌はいないものとされていました。

しかし、最近の詳細な検討によると、糖尿病などで腸が漏れやすくなっている人では、無症状の人でも血液に腸内細菌が混じっている割合が高いことがわかってきたのです。

このように、細菌や未消化なタンパク質などが血液中に循環するようになると、人間の免疫システムはこれらを「異物」として認識するようになります。そして、これらの異物に対して、抗体を作るようになります。

本来、抗体は、人間の体の外から侵入してくる細菌やウイルスに対してそれを攻撃するために働くものです。

しかし、このような異常事態が続くと、免疫システムは、自分のもともと持っていた体の成分に対して、間違って抗体を作るようになります。これが**膠原病《こうげん》や自己免疫疾患**です。

たとえば、**慢性関節リウマチ**、**甲状腺炎**、**強皮症**などです。実際、これらの膠原病がある人にはＳＩＢＯの率が高いことがわかっています。

腸内細菌が栄養を横取りして貧血、アレルギー症状を引き起こす

これまで述べたように、小腸の粘膜に障害が起こると、消化吸収障害が起こります。これは、小腸の中で増えた腸内細菌が、口から入ってきた栄養分を小腸で横取りして食べてしまうからです。たとえば、鉄、カルシウム、ビタミンB_{12}、亜鉛、マグネシウムなどです。

鉄が不足すれば、**鉄欠乏性貧血**になります。

ビタミンB_{12}が不足すれば、**ビタミンB_{12}欠乏性貧血**が起こります。また、**しびれ**が起こることもあります。

亜鉛が不足すれば、免疫力が低下し、**アレルギー症状**が起こります。**アトピー性皮膚炎や鼻炎**などが起こります。

またマグネシウムが不足すれば、**むずむず足症候群**が起こったり、女性では**生理痛が悪化**します。

なぜ、女性が生理前に「チョコレート中毒」になるのか

なぜ、女性は腹痛を感じやすいのでしょうか？　女性の腹部症状には、女性ホルモンとの密接な関係があるからです。

そして生理前に、チョコレートをたくさん食べている女性を見かけるのにも理由があるのです。

マグネシウムはプロゲステロンの産生に関わっており、「月経前症候群（ＰＭＳ）」の症状を和らげるのに役立ちます。

逆に**マグネシウムが不足するとプロゲステロンが減少してしまい、子宮の収縮が強くなり、生理痛がひどくなります**。腸の痛みにふだんから悩んでいる人が、生理前に腹痛がさらにひどくなるという患者さんはたくさんいます。女性の腹痛は、月経周期によっても変動するからです。

それは、女性ホルモンの中でも**エストロゲンというホルモンが、さまざまな痛みに対して保護的に働いている**ためです。エストロゲンは、女性から腹痛などの痛みを感じにくく

してくれているのです。

ですから、**エストロゲンが最も下がる時期、すなわち黄体期の後半から生理の前半は、腸の痛みが感じやすくなってしまう**のです。

さらに、もともと男性よりも女性のほうが、胃腸の痛みに敏感なこともわかっています。つまり**女性のほうが、過敏性腸症候群になりやすい**のです。女性は消化管の運動の圧力が弱く、消化管通過時間が長く、便秘が多いからです。

また、胃腸の痛みは、脳の中でも前帯状回と島皮質という場所で感じますが、この活性が男性よりも女性のほうが高いため、女性には腹痛が多いのです。

チョコレートには、マグネシウムが大量に含まれています。**女性がマグネシウムを豊富に含んでいるチョコレートを生理前に無性に食べたくなるのは、生理痛を抑えるために体が欲している理にかなった行動**なのです。

ところが、チョコレートの中にはたくさんの糖分が入っており、ＳＩＢＯの女性が食べると、糖が小腸の中のバクテリアのエサになり、これが大量のガスを発生させます。するとお腹の症状がさらに悪化するという悪循環になってしまいます。

月経前に無性にチョコレートが食べたくなる月経前症候群の女性は、チョコレートを食べすぎることはやめて、**マグネシウムの多い食物（ゴマ、わかめ、青のり、刻み昆布、ひじき、ナッツなど）をとるか、マグネシウムのサプリメントをとったほうが安全**です。

以上のように、ＳＩＢＯを改善するだけで、肥満が治り、ぽっこりお腹もへこみ、肌荒れや顔の湿疹は治り、睡眠の質が改善し、生理痛も軽くなり、スッキリしたエネルギーに満ちた生活を送れるようになる患者さんがたくさんいるのです。原因不明の体の不調は、まずは腸を改善することから始めましょう。

第3章

なぜ、SIBOになってしまうのか!?

ＳＩＢＯを引き起こす10の原因

では、そもそもなぜ、ＳＩＢＯになってしまうのでしょうか？

① 小腸の消化管運動の障害

ＳＩＢＯの大きな原因のひとつが、**小腸の運動力低下**です。小腸には、胃から運ばれた食べ物を次の大腸に送る役目があります。口から肛門に向けて、下へ下へと運んでいくのが消化管の役割です。

この小腸のリズミカルなぜん動運動のことを、「**ＭＭＣ**（伝播性消化管収縮運動：Migrating Motor complex）」と呼びます。この腸内の運動が、小腸の壁に微生物が取り付くのを防いでいるのです。つまり、ＭＭＣにはハウスキーピングの役割があるのです。

しかし、小腸のこの正常なおそうじ運動がなくなってしまうと、食べ物の残りかすは大腸を通って排泄されるのではなく、小腸に停滞します。そうすると、**腸内細菌は大腸まで**

流されず小腸に停滞し、食べ物の残りかすを養分にして小腸で繁殖してしまうのです。

ＭＭＣと呼ばれる運動は、胃の中心部分の胃体部というところから始まり、大腸までさざなみが伝わるように伝播していきます。このＭＭＣの消化管の収縮によって、胃や小腸の中の食べ物やバクテリアを大腸のほうまで洗い流していくのです。腸の運動性は、ＳＩＢＯを予防するために、このうえなく重要なことです。

小腸の運動機能が落ちる大きな原因のひとつは、何らかの全身性疾患です。その代表が、**糖尿病**です。糖尿病では、小腸や大腸などの消化管の動きが悪くなることがわかっています。

また**パーキンソン病、甲状腺障害、急性腸炎のあと、膠原病（ＳＬＥ、ＰＳＳなど）、神経筋疾患（筋ジストロフィーなど）、アミロイドーシス**などの全身性の病気で腸の動きが悪くなります。このような原病をもともと持っている人は、小腸の動きが障害されているので、ＳＩＢＯになりやすいのです。

特に「**パーキンソン病は腸の病気ではないか**」と言われています。

なぜなら、脳と腸の関係を切る手術をした人には、パーキンソン病になる人が少ないからです。

昔、胃酸を抑える効果的な薬がなかった時代、胃潰瘍の患者さんに対し「迷走神経離断術」という脳と腸をつなぐ迷走神経を切断して、胃酸を減らす手術をしていた時代がありました。その手術を受けた人の経過を追っていくと、パーキンソン病になる人が有意に少ないのです。

腸内細菌が腸の中で起こす変化が脳に影響を与え、パーキンソン病の発症に関与していることが疑われているのです。

パーキンソン病の人は小腸の動きが悪く、高率に便秘を伴います。SIBOが、パーキンソン病の引きがねになっている可能性すらあります。パーキンソン病や認知症の人に便秘が多いのは、偶然ではありません。

②大きなストレスや間食などの生活習慣が、小腸の動きを悪くする

現代人を襲う大きすぎるストレスは、小腸の動きを悪くします。ストレスフルな生活は、人間の交感神経を興奮させます。交感神経優位になると、小腸のぜん動運動が低下します。そうすると、SIBOを悪化させることになるのです。

私たちは、常に「小腸をいたわろう」という気持ちで生活をしなくてはなりません。このままでは日本人は、小腸の病気で大きな損失をこうむることになりかねません。

また、前述したように、腸と脳は双方向的に連絡しあっていることを説明しました。いわゆる「脳腸軸」というもので腸と脳はつながっているのです。

脳にストレスがかかると腸内細菌の環境はがらっと変わり、バランスを崩してしまうのです。**ストレスがかかると、腸内で炎症が起こり、免疫力が低下します。また腸の運動能力が低下します。**

このようなことから**小腸に細菌が増殖します。**また小腸の細菌フローラは、ストレス以外にもアルコール、薬剤、間食などの生活スタイルによっても変化します。

③ 抗生物質の乱用

抗生物質は適切に使用すれば大きな効果を発揮し、人命を救う有用な薬です。抗生物質とは、細菌の壁を壊すことで細菌を死滅させる薬です。

ただ、細菌は細胞壁を持っているので抗生物質が効きますが、ウイルスは細胞壁を持たない生物です。したがって、抗生物質は細菌には効きますがウイルスには効きません。

しかし、日本の現状では、風邪（ウイルス感染）にも抗生物質が処方されます。また患者側も不安も相まって医師に「抗生物質を出してください」と言いがちです。このように、本来必要がない場面で抗生物質が乱用されているのが現状です。

抗生物質をまめにとっていると、腸内細菌のうち、「善玉菌」まで殺してしまうため、腸内フローラのバランスを崩すことにつながります。

悪玉菌の増殖に歯止めをかけていた善玉菌の勢力が乏しくなると、悪玉菌が以前よりも繁殖しやすくなり、ＳＩＢＯへつながってしまうのです。

④胃薬による胃酸過少

前述したとおり、胃酸を抑える薬を使ったために胃酸が不足し、小腸内の細菌が増えてしまうケースがあります。胸焼けする人に対し、逆流性食道炎として、多くの胃酸を抑える薬が処方されています。

しかし、**なかには胃酸を抑える薬を飲んでも改善しないばかりか、ゲップが多くなったり、お腹が張ったり、吐き気がするような人がいます。このような人はSIBOの可能性**

があります。

胃酸が減少することで、小腸のバクテリアを殺すことができなくなり、その結果、過剰なバクテリアが産生するガスによってSIBOが悪化していることがあるからです。**適度な胃酸は、小腸にとって必要なものなのです。**

この見極めには高度な医学的判断が必要になりますので、SIBOを熟知した医師にかかり相談することが必要です。

胸焼けは胃酸過多だけで起きているわけではなく、胃酸過少によっても引き起こされているのです。

小腸内でガスが増えると、胃に過剰なガスが逆流してきて、胃内の圧力が高まりすぎて、食道に胃酸が押し出されて逆流するのです。胃の中のガスによって胃酸が食道に入り込む形になるのです。

実際、逆流性食道炎の患者さんでは、30％に細菌の発酵によって生じる水素ガスが増えている人が存在することがわかっています。

胃酸を抑える薬を使うときには、医師はこれをしっかりと見分けて使わなければ逆効果にもなりえます。

必要のない人に胃酸を抑える薬を使うとどうなるでしょうか？　もともと私たちの体は、食物を消化するために胃酸を必要としているのです。それが不足すると、未消化の炭水化物やタンパク質が腸内に停滞することになります。

特に未消化の発酵性の炭水化物は、小腸内の細菌のファストフードとなります。なぜファストフードかと言えば、これらの炭水化物は、腸内細菌のエサとなって、あっという間に発酵するからです。

発酵すると、その副産物として「水素ガス」が発生するのです。その結果、腹腔内の圧力が高まって食道へ胃酸を押し上げ、逆流性食道炎を起こすのです。

胃酸を減らしてしまうほかの要素として、**ヘリコバクター・ピロリ菌**という細菌があります。**この菌に感染していると、慢性胃炎をほぼ１００％発生**します。慢性胃炎を放置すると、年齢を経るにしたがって胃酸を出す壁細胞という細胞が壊れて数が減り、胃酸が出なくなってきてしまいます。こういった状態を「慢性萎縮性胃炎」と言います。

実際、**ピロリ菌感染者には、ＳＩＢＯの患者さんが多い**ことが統計で明らかになっています。消化管の水素ガス濃度は、慢性萎縮性胃炎の人のほうが高いのです。

ピロリ菌感染者では、非感染者と比較してＳＩＢＯの比率が高く（52・８％対21・９％）、メタンガスの産生量が高いことが発表されています。

慢性萎縮性胃炎により低酸状態になっている胃は、胃がんを発生しやすい状態になっています。またピロリ菌自体がサイトカインという物質を胃内で放出し、これが胃酸の分泌を抑えてしまうのです。

ただ、なるべく若い年齢でピロリ菌を除菌すると、だいたい半年くらいかけて低酸状態から胃酸の分泌が正常レベルまで回復します。慢性胃炎にともなう病的な低酸状態は、このようになるべく若い年齢でピロリ菌を除菌することで回避することができるのです。

ただ、注意しなくてはならないことがあります。それは、ピロリ菌の除菌はなるべく１回で成功させることが大切です。なぜなら、ピロリ菌の除菌回数が多いほどＳＩＢＯになる比率が高い（除菌回数１回34・２％、２回33・３％、３回50％、４回50％）と報告されているからです。

これは抗生物質を使用することで、腸内細菌の乱れが生じるためだと考えられます。ピロリ菌の除菌に熟練した知識が豊富な専門医のもとで、ピロリ菌の除菌を行うことが大切です。

また、日本人の胃酸の量は少ない、という言説がありますが、実はそれらは間違っています。確かにピロリ菌の感染率が高かった昔の日本ではそうでしたが、この20年で日本人の胃酸分泌能は約2倍に増えており、日本人は胃酸が多い民族に変わってきたことが詳細な研究でわかっています（１９７０年代から１９９０年代までの20年間の日本人で胃酸分泌能は2倍に増加。１９９０年から２０１０年にかけては横ばい）。

これは同じ20年前の「ピロリ菌非感染者」と現在の「ピロリ菌非感染者」と比較しても胃酸分泌能が2倍に増えているため、この胃酸の量の増加は日本人のピロリ菌感染率の低下だけでは説明がつきません。

おそらく成長期に消化に時間がかかる脂肪分の多い食事をしていると、胃酸が出るような体質になるからであろうと考えられています。

胃酸が増えている日本人に、逆流性食道炎で悩む人が増えてきたことは確かです。かくして胃酸を抑える薬を必要とする日本人も増えてくるのは当然のことです。

ただ、やはり過剰に胃酸を抑える薬を使うことは小腸の健康を損なう可能性もあり、注

胃酸が少なくても逆流性食道炎になる

胃酸過少

↓

未消化の炭水化物が小腸に届きやすくなる

↓

小腸の細菌がそれを養分として異常繁殖する

↓

小腸内でガスが生まれ、お腹の圧力が高まる

↓

胃酸が逆流する

意をしなくてはならないということです。

⑤　免疫力の低下

さまざまなストレスや不適切な食事内容によって、免疫力が落ちるとSIBOを発症しやすいと考えられています。

私たちの腸管の中では、免疫グロブリンや抗細菌・抗ウィルス・抗真菌作用を持つ「ディフェンシン」という蛋白を含有する粘液を分泌することで、小腸内の細菌数をコントロールしています。しかし、この免疫系の力が低下することでSIBOを発症するので、SIBOは免疫不全症候群とも結びつけられています。

⑥　炭水化物の消化不良、食べすぎ

炭水化物の中でも小腸で吸収が悪く、なかなか吸収されない糖質があります。それを後述するように**「FODMAP（フォドマップ）」**と呼びます（130ページ参照）。

具体的には、**発酵性のオリゴ糖、乳糖、果糖、ポリオールという糖質**です。これらはもともと小腸で吸収が悪いものなのですが、人によってはさらに吸収が悪い人がいます。

このような人がＦＯＤＭＡＰを食べすぎると、小腸で吸収されない糖質が浮遊していることになります。その糖質をバクテリアがエサとして小腸内で増殖するのです。したがって、炭水化物の吸収不良がある人はＳＩＢＯになりやすいのです。

⑦重金属が体に蓄積

そのほか、重金属による中毒も見逃せません。**鉛、アルミニウム、カドミウム、有機水銀、ヒ素**などの重金属がなんらかの原因により蓄積している人は、腸管の働きが悪くなります。

なぜなら、小腸で過剰に増えている細菌は、「バイオフィルム」という隠れみのを作り、抗生物質やプロバイオティクスから自分の体を守ります。

これらのバイオフィルムは、これらの重金属を利用して作られるからです。髪の毛を調べる毛髪ミネラル検査で、重金属の蓄積を発見しましょう。

⑧急性胃腸炎などのあとに発生する

心臓に「ペースメーカー細胞」があるのをご存じですか。心臓の右心房《うしんぼう》というところには、心臓の心拍数を決める「洞結節《どうけっせつ》」という特殊な心臓の細胞の塊があり、ここで心臓の動きを調節しています。

　このペースメーカー細胞がうまく働かなくなると、心臓のリズムが狂ってしまい、不整脈が起こり、人工のペースメーカーを挿入しなくてはならなくなります。


心臓にペースメーカー細胞があるのと同じように、腸にもペースメーカー細胞があることはあまり知られてはいません。腸のペースメーカー細胞として重要なものには、「カハール細胞」と「ビンキュリン蛋白」があります。

　カハール細胞（Ｃａｊａｌ細胞）は、消化管の筋層に存在し、周期的に膜電位を発生させ、この電気刺激が腸の筋肉に伝わり、そのリズムどおりに腸は収縮します。

　もうひとつが、ビンキュリン蛋白（Ｖｉｎｃｕｌｉｎ蛋白）です。このビンキュリン蛋白の量がなんらかの原因で低下すると、細胞は伸びたり縮んだりができなくなり、消化管の動きが悪くなってしまうのです。

　これらのペースメーカー細胞が障害を受けると、小腸の動きが低下し、小腸に細菌が停滞し、小腸で細菌が異常に増殖してしまうことになります。

さて、小腸にはペースメーカー細胞があることをお話ししました。このペースメーカー細胞が壊れてしまって数が減ると、小腸の動きが悪くなり、本来は大腸まで押し流されるバクテリアが小腸でとどまってしまい、数が増えてしまうのです。

では、なぜこのペースメーカー細胞が障害を受けてしまうのでしょうか？

読者の皆さんの中には、「ひどい胃腸炎にかかって、下痢や腹痛がひどかったのをきっかけとしてお腹が張ったり、痛くなるようになり、『過敏性腸症候群』と診断されました」という人が必ずいるはずです。

そうです。**食中毒や急性胃腸炎など、感染症をきっかけとしてＳＩＢＯが発症することがよく知られているのです**。ＳＩＢＯになった患者さんのエピソードをよく問診すると、海外でお腹を壊してからお腹の調子が悪くなった、など比較的その発病の時期（オンセット）がはっきりしていることが多いのです。

このメカニズムを説明しましょう。キャンピロバクター菌、サルモネラ菌、病原性大腸菌、赤痢菌などの食中毒を起こす細菌がいます。

これらに私たちの小腸が感染すると、これらの菌は、「ＣｄｔＢ（cytolethal distendi

ng toxin B)」という毒素を腸の中で放出します。ＣｄｔＢは毒性があるため、人間の体はこの毒素を「異物」と判断して抗体を産生します。つまり、「抗ＣｄｔＢ抗体」です。

実は、ここに落とし穴があります。それは、細菌が作り出す毒素であるＣｄｔＢは、その構造が人間のペースメーカー細胞であるビンキュリンにとても似ているのです。このため、人間の体は細菌の毒素に対して抗体を作っているうちに、間違って、ビンキュリンに対する抗体（抗ｖｉｎｃｕｌｉｎ抗体）を作ってしまうのです。このどさくさにまぎれてできた抗体は、人間の腸のペースメーカー細胞を破壊します。

これによって、小腸の消化管運動（ＭＭＣ）が障害され、小腸の動きが悪くなります。この結果、小腸の動きが低下すると、本来大腸の中に棲んでいるはずのバクテリアが小腸に逆流してくるのです。そして、本来大腸に棲んでいるバクテリアが小腸の中で爆発的に増え、この結果ＳＩＢＯが生まれるというわけです。

実際、この抗ＣｄｔＢ抗体とビンキュリン抗体が高い人はお腹の調子が悪く、下痢に悩まされていることが多いとわかっています。タンパク質であるビンキュリンは、ＭＭＣのとき、腸に収縮するように信号を送るものですが、これらの抗体を血液に持っているということは、ビンキュリンがダメージを受けていることを間接的に意味するのです。

実際に慶應義塾大学では腸炎を起こし、カハール細胞が減ってしまい、動きの悪くなったマウスの消化管に神経幹細胞移植をして良好な結果を得ています。

⑨大腸のバウヒン弁に障害がある

もともと、大腸の始まりの部分には「バウヒン弁（回盲弁）」という逆流防止弁がついています（１０２ページイラスト参照）。この弁は、大腸から小腸にバクテリアが逆流しないようにしている逆流防止弁の働きをしています。

しかし、ここが虫垂炎の手術やその他、さまざまなお腹の手術の影響でバウヒン弁がうまく閉じない状態になっている人がいます。また、潰瘍性大腸炎やクローン病、繰り返す腸閉塞などでもこのようなことが起こります。

このように、なんらかの影響で大腸から小腸にバクテリアが逆流しやすい人では、ＳＩＢＯになりやすいと考えられています。実際、このバウヒン弁の機能低下とＳＩＢＯの発症は強い関連を持つことが、カプセル内視鏡を用いた検討でわかりました。

この研究では、バウヒン弁の閉まる力が弱い患者さんではＳＩＢＯの率が高いこと、小

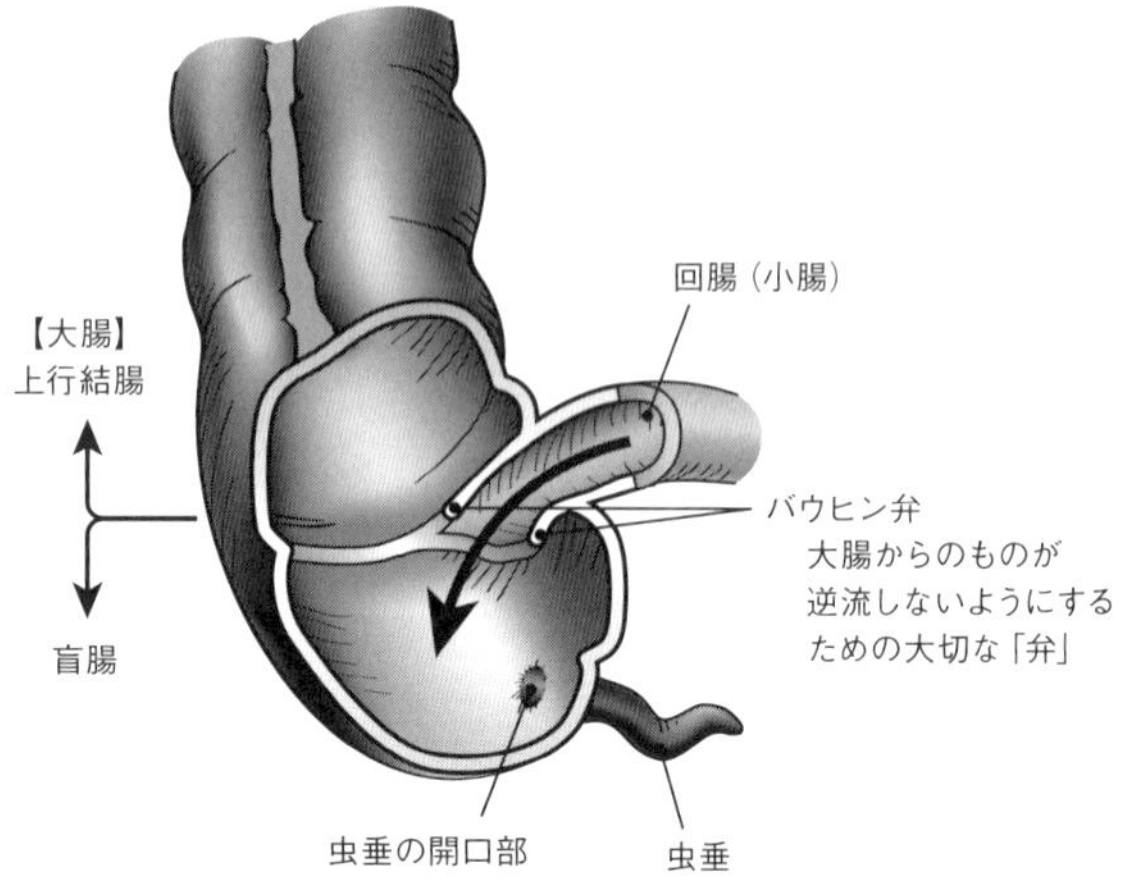

バウヒン弁の閉まる力が弱いと、SIBOの率が高くなる

腸の中をカプセルが通過する時間が長い患者さん（小腸の動きが悪い患者）では SIBOの率が高いこと、胃の酸度が低い（胃内のpHが高い）患者さんほどSIBOの率が高いことが判明しました。

これまで、潰瘍性大腸炎に起こる炎症は、大腸のみに起こるとされてきました。小腸病変は見られないと考えられてきたのです。ただし、これは内視鏡で見て、異常が肉眼的に見られないということにすぎません。

しかし、顕微鏡で見ると違います。顕微鏡で見ると、潰瘍性大腸炎においても小腸のいちばん最後の場所（回腸の末端部）へも炎症の波及が実際には認められていることがわかってきたのです。

一般的には、潰瘍性大腸炎の炎症はバウヒン弁をこえて小腸のほうへは上行しないとされています。しかしながら、潰瘍性大腸炎症例の空腸粘膜を生検（組織を取って顕微鏡で見てみること）してみると、炎症細胞の浸潤や繊毛の萎縮を認めたという報告や、空腸の乳糖分解酵素が欠乏しているという報告があり、これらの所見は潰瘍性大腸炎の活動性に比例して著明になってくると報告されているのです。

これらは、**バウヒン弁の閉まりが悪いことで、バクテリアが大腸から小腸へ逆流することによって起こります**。この現象は「逆流性小腸炎（backwash ileitis：ＢＷＩ）」と呼ばれています。

医学会では、ＢＷＩはMcCreadyらによって報告され、潰瘍性大腸炎患者の10～35％の頻度で認められ、直腸型よりも全結腸型で多い傾向にあることが判明しています。Haskellはその病態として、大腸の強い炎症によりバウヒン弁の破壊が起こり、それに伴って大腸から回腸末端へ炎症性の内容物が逆流することによって生じるとしています。

慢性的な炎症が、小腸に起こり続けるとどうなるでしょうか？　**がんが発生する**のです。

バウヒン弁の機能不全があると、大腸から小腸にバクテリアの逆流が起こり、慢性的な小腸の炎症が生じます。そして、慢性的な逆流によって小腸の粘膜に遺伝子の突然変異が起こり、小腸がんを起こすのではないかと最近は考えられているのです。

⑩ 胆のう除去など機能的な問題

ＳＩＢＯになっている人によく問診すると気づかされることは、**胆のうを取ったことがある人が多い**ということです。もともと胆汁は肝臓で作られ、胆汁はいったん、胆のうの中に溜まっています。この胆のうの中で胆汁は濃縮されて貯留されています。

食事が胃から十二指腸の中に入ってくると、胆のうは縮み、胆汁は十二指腸の乳頭部から小腸の中に分泌されるのです。しかし、胆石や胆のう炎を起こしたあと、再発予防のために、胆のうを取る手術を受けることがあります（胆のう摘出術）。

これ自体はやむを得ないことですが、胆のうを取ると、胆汁は溜まる場所がありません。常にだらだらと小腸に流出することになります。**胆汁は胆のう内で十分に濃縮されること**

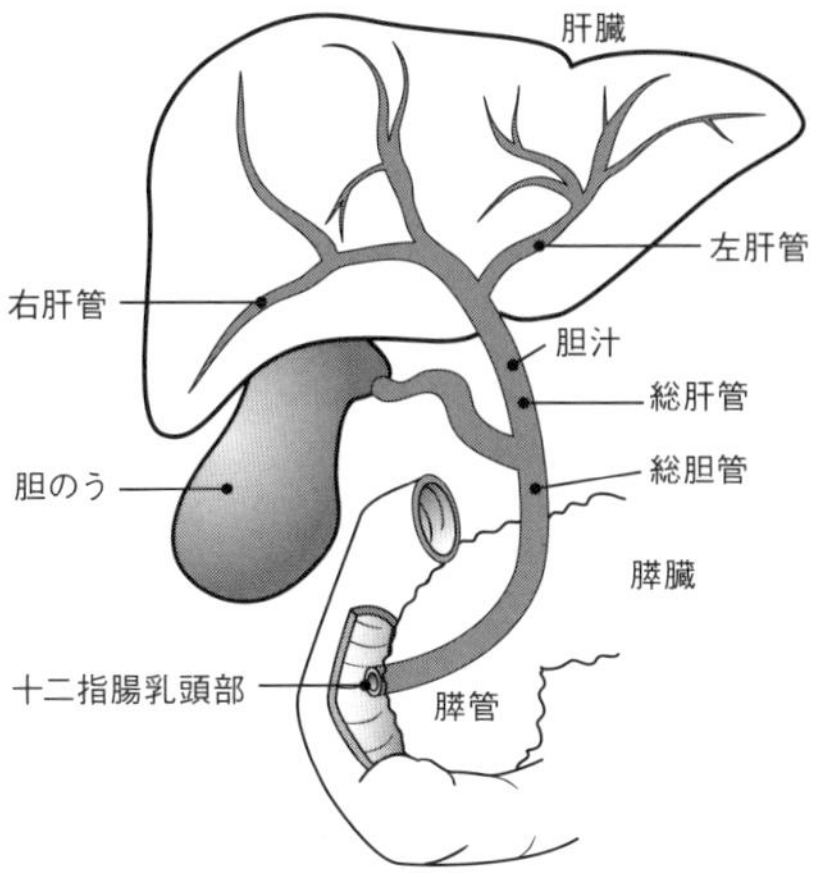

胆のうは、胆汁を濃縮する大事な臓器

ではじめて抗菌作用を持つようになります。

しかし、**胆のうを切除すると、胆汁は十分に濃縮されず**に小腸に分泌されることになります。すると胆汁は、**バクテリアを殺菌する能力が格段に落ちてしまう**のです。

通常は、胆汁や胃酸、胃液に含まれる蛋白分解酵素が、胃を通過する前にバクテリアの多くを殺菌します。しかし**胆のうを取った人は、その機能が低下するため、SIBOには十分に気をつける必要がある**のです。

さらに、100人のSIBO患者の検

SIBOを引き起こす10の原因

① 小腸の消化管運動の障害

② 大きなストレスや間食などの生活習慣が、小腸の動きを悪くする

③ 抗生物質の乱用

④ 胃薬による胃酸過少

⑤ 免疫力の低下

⑥ 炭水化物の消化不良、食べすぎ

⑦ 重金属が体に蓄積

⑧ 急性胃腸炎などのあとに発生する

⑨ 大腸のバウヒン弁に障害がある

⑩ 胆のう除去など機能的な問題

討では、ＳＩＢＯにもっとも関与している病態は、**消化管の運動障害と慢性膵炎**であり、これらで90％を占めるという報告まであります。

また、膵炎以外では、**高齢**であること、**潰瘍性大腸炎、クローン病などの炎症性腸疾患、痛み止めの薬の使用、小腸に憩室を持っている**ことなどがＳＩＢＯのリスクになることが報告されています。

また**慢性膵炎の患者さんでは、40％にＳＩＢＯの発症が見られる**という報告がありま す。慢性膵炎にともなう痛みは小腸のぜん動運動を低下させ、膵炎の痛み止めの薬（オピドイド）の使用や膵臓の手術なども腸管に影響を与えます。

ＳＩＢＯと関連する病気

①過敏性腸症候群《かびんせいちょうしょうこうぐん》

前述したとおり、**過敏性腸症候群とＳＩＢＯは合併する率が高い病気**です。過敏性腸症候群は、人口の14％がかかっているとされる病気です。

症状は、ＳＩＢＯとほぼ同じ。つまり、腹痛や下痢、便秘、下痢と便秘の繰り返し、ガス、お腹の張り、疲労感などです。**過敏性腸症候群患者のうち、SIBOと合併していると診断される割合は、最大で85％**とされています（水素呼気試験での検討）。

なぜSIBOと過敏性腸症候群が合併するのでしょうか？

ひとつは、過敏性腸症候群と診断されていた患者さんが、もともとSIBOであったという可能性です。もうひとつは、SIBOが過敏性腸症候群の原因であるという考え方です。

これら2つの病気の関連性についてはいまだ研究が進んでいる過程です。しかし、過敏性腸症候群とSIBOはかなり近い病気であり、治療していてもなかなか治らない過敏性腸症候群の人は、SIBOが合併していることを疑うべきです。

②機能性《きのうせい》ディスペプシア

胃が痛かったり、胃が重かったり、胃の調子が悪くて胃カメラを受けても「全く異常ありません」と言われてしまう病気、それが「機能性ディスペプシア」という病気です。これは**胃酸に対して過敏になって、胃が「知覚過敏」になっている状態**です。

歯みがきのテレビCMで、「あ！　歯がしみる！　それ歯の知覚過敏が原因です」ってやっていますよね。胃にも知覚過敏があるのです。

それから**胃がもたれたり、重い感じがする、つまり胃の動きが悪い人**です。胃の膨らみが悪いと、うまく胃の消化運動が行われずに、食べ物が胃の中に停滞して重くなってしまいます。

胃の知覚過敏があったり、胃の膨らみの運動がうまくいかないことが原因で、胃の不快な症状が生じる病気を機能性ディスペプシアと呼びます。

この機能性ディスペプシアの患者さんをよく調べてみると、なんと56・5％にＳＩＢＯが存在するという研究結果が出ています。

昔から、機能性ディスペプシアと過敏性腸症候群は合併することが多いことが認識されていました。**胃が悪い人は、腸も悪い人が多い**のです。

つまり、機能性ディスペプシアの人は、過敏性腸症候群も持っている人が多い。そして過敏性腸症候群にはＳＩＢＯを合併している人が多いので、機能性ディスペプシアの人はＳＩＢＯも持っている人が多いということです。

この3つの病気を合わせると、消化器内科を受診する患者さんの中でかなりの割合を占めます。つまり、**ＳＩＢＯをコントロールすることができれば、消化器で苦しむ人のほとんどが悩みから解放される可能性がある**のです。

われわれ消化器専門医は「商売あがったり」となりますが、正しい知識が広まり苦しむ人が減るなら、私はそれは医師にとって本望だと思っています。

③ クローン病

クローン病は、口から直腸までの消化管のすべての部分に潰瘍やびらんなどの炎症が起こりえる病気ですが、いまだ原因が不明です。**腹痛や下痢、血便などの症状がしつこく慢性的に続きます**。

クローン病にかかりやすい場所は小腸です。クローン病にＳＩＢＯが合併する率は23～34％ほどとされています。クローン病の発症には、やはり小腸の腸内細菌の異常な関与があると考えられています。

その根拠のひとつが、クローン病患者に抗生物質が効果を示すことが最近わかってきたことです。

２００５年、オーストラリアのモナッシュ大学のギブソンとシェパードは、クローン病の発症は小腸で細菌が増え、これによって発生するガスが関与しているのではないか、という仮説を立てています。

西洋の食事にたくさん含まれる発酵性の炭水化物（高ＦＯＤＭＡＰ食と呼びます）によって、クローン病が引き起こされているのではないかというのです。

クローン病は、オーストラリアでもこの日本でも急激に増えている腸の難病です。112ページの図に示すように、発酵性の高い炭水化物である高ＦＯＤＭＡＰ食を食べすぎることによって、吸収されにくい食べ物が大腸に届くようになると、大腸に存在する腸内細菌によって急激な発酵現象が起こるようになります。

この発酵によって大量のガスが発生するために、大腸の壁は過度に引きのばされ、粘膜障害が起こり、小腸での細菌増殖とあいまってクローン病が発症するというのです。つまり、ＳＩＢＯの状態が長く続くことでクローン病が発症するというわけです。

日本ではクローン病が急激に増えています。クローン病の認定者数は、１９７６年には

高FODMAP食がクローン病を引き起こす

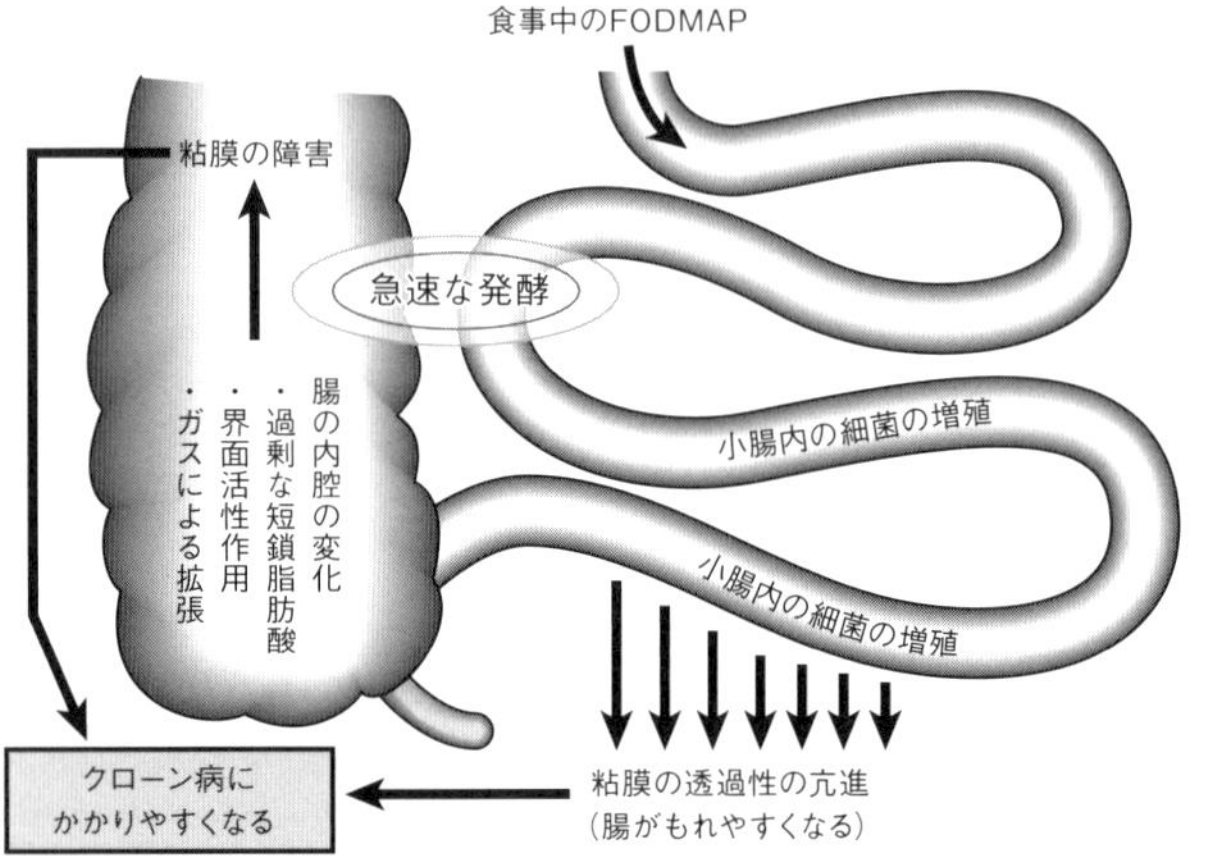

（Gibson PR et al. 2005より引用）

１２８人だったのが、２０１３年には３９７９９人と急増しているのです（１１３ページのグラフを参照）。しかも、**10代から20代の若者が数多く発症**しています。発症率が３００倍に急増しているのです。**症状は、下痢や腹痛、貧血、体重の減少**などがあげられます。

　これは、食生活の欧米化が原因とも言われていますが、詳しい理由はわかっていませんでした。

　潰瘍性大腸炎という似た病気があります。安倍晋三首相が患っている病気です。この潰瘍性大腸炎も日本で急増中です。両者の症状はとても似ています。腸

クローン病医療受給者証交付件数の推移

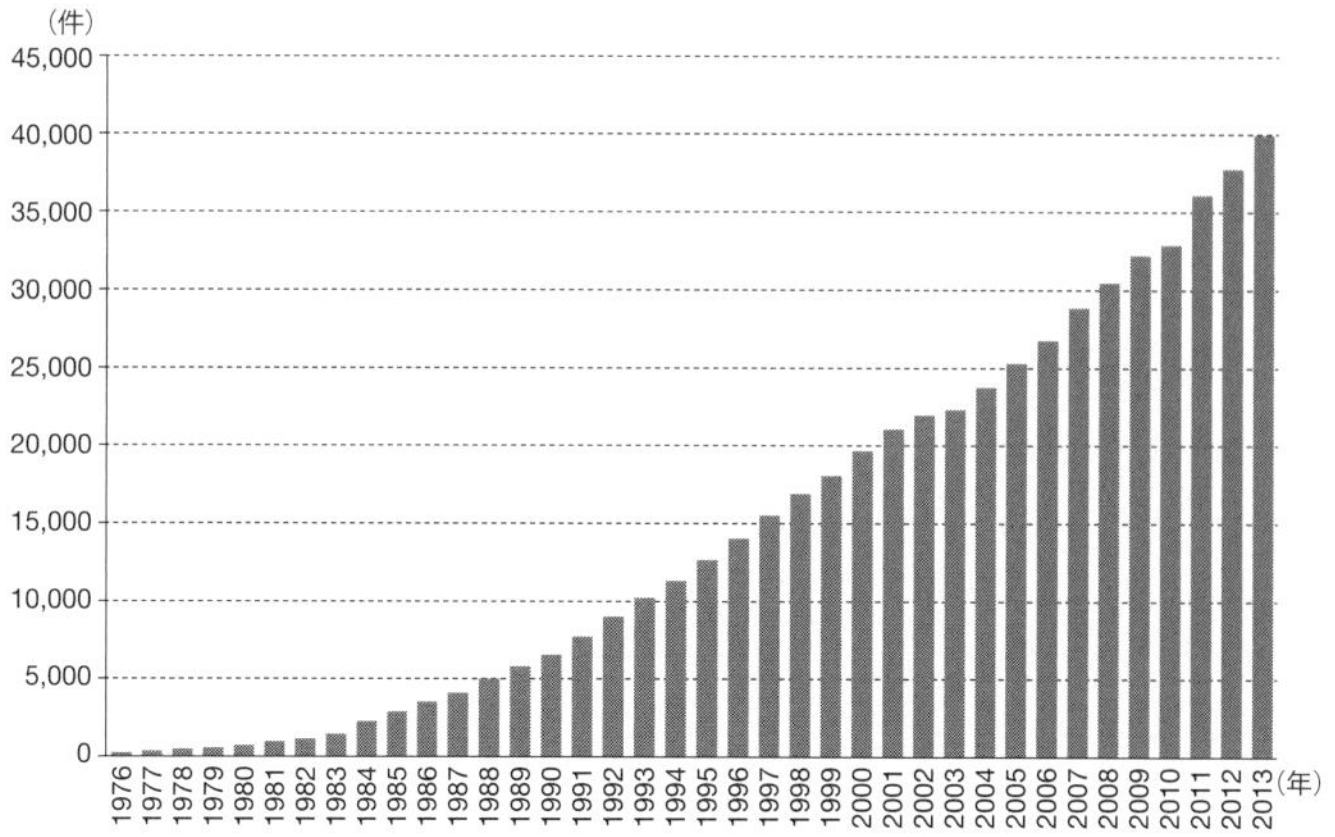

（厚生労働省衛生行政報告例の概況より）

の免疫機能が障害され、消化管に潰瘍ができます。潰瘍性大腸炎が、病変が大腸のみに起こるのに対し、クローン病は、口から食道、胃、小腸、大腸、肛門までの全消化管に病変が起こりえます。

クローン病の原因は、詳しくはわかっていません。そのために、治療方法も薬や食事療法で良い状態を維持するしかありません。

これだけ短期間に腸の病気が増えるということは、遺伝的なものでは説明がつきません。やはり、**クローン病も潰瘍性大腸炎も、食事が大きな原因のひとつであることは間違いない**でしょう。

食生活が漠然とコンビニやファストフード、ファミレスなどの進出で欧米化したためとも言われてきました。

ギブソンとシェパードは、オーストラリアにおいて高ＦＯＤＭＡＰ食、つまりパンやパスタなどに含まれるフルクタンや甘いジュースなどの含まれる果糖（フルクトース）、ダイエット甘味料に含まれるポリオールなどのファストフードが、クローン病の発症に関係していると言うのです。

古来、日本人は、１００年前までは、低ＦＯＤＭＡＰ食中心の食事でした。**魚介類や野菜中心の低ＦＯＤＭＡＰ食生活だった頃には、クローン病や潰瘍性大腸炎の患者はいなかったと言われています。**

日本人がファストフードを含め、現代の高ＦＯＤＭＡＰ食をとるようになってきてから、クローン病や潰瘍性大腸炎が増えてきたと考えても矛盾はありません。

実際、ギブソンらは２００９年に、低ＦＯＤＭＡＰ食を実行すると、クローン病や潰瘍性大腸炎の症状が軽くなることを発表しています。低ＦＯＤＭＡＰ食は腹痛や下痢、お腹の張る感じや鼓腸の症状を改善するのです。

またクローン病は、腸の運動性に障害をきたすことから、ＳＩＢＯにかかりやすい素地があると考えられます。小腸の運動が悪くなると、それだけ未消化な食物の残りかすが小腸内に停滞するため、細菌はこれを養分として繁殖する機会が増えるのです。

④ セリアック病

小麦やライ麦に含まれる「グルテン」（パンをふっくらとさせる成分）というタンパク質をセリアック病の患者さんが摂取すると、免疫系がグルテンを侵入者と判断して攻撃します。その結果、炎症が起こり、小腸の粘膜がダメージを受けるのがセリアック病という病気です。

したがって、セリアック病の患者さんは、グルテンを完全に除去した「グルテンフリー食」を続けることが必須になります。

しかし、グルテンフリーの食事療法を行っても、まだ胃腸の不調を訴えたセリアック病の患者さんにＳＩＢＯの検査を行ったところ、その3分の2でＳＩＢＯが陽性に出たというデータがあります。

シドニー・バレンタイン・ハース博士は、「セリアック病の原因は、ＳＩＢＯではないか」という学説を唱えていました。この時点では、グルテンが発見される前であったため、グルテンがセリアック病を悪化させているという根本原因はわかりませんでしたが、ハース博士は「特定炭水化物ダイエット（ＳＣＤ：The Specific Carbohydrate Diet）」を発明し、セリアック病の患者さんに試し、効果的であったと述べています。

つまり、小腸でガスを発生させやすい炭水化物を制限したＳＣＤという食事法が、セリアック病の患者さんに一定の効果があったということは、セリアック病の患者さんの中には一定の割合でＳＩＢＯを合併している人がいるということを推測させます。

第4章

SIBOの検査と予防法

気になったら、ＳＩＢＯの検査を受けよう

これまで述べてきたように、お腹のガスが過剰に発生するＳＩＢＯは、全身の健康に影響する病気です。お腹のガスや張り、便秘や下痢のようなお腹の症状だけではなく、疲労感や抑うつ症状など、幅広い症状に見舞われることになります。

ＳＩＢＯの症状は、過敏性腸症候群やクローン病、セリアック病などで現れる症状と非常に似ています。ですから、これらの病気を持っている人がＳＩＢＯの検査を受けておくことには意味があります。思い当たる人は、診断のためのしっかりとした検査が必要です。

では、ＳＩＢＯを診断するための検査についてお話ししましょう。小腸で増えるバクテリアのエサは「糖」です。シンプルに言えば、この糖を口から飲んで、バクテリアによってガスが発生しているかどうかを、吐いた息（呼気）で診断すればいいのです。これを**「呼気検査」**と呼びます。

バクテリアによって発生するガスは、「水素とメタンガス」です。施設によっては水素ガ

スのみを測定しているところもあります。

しかし、前述したように、小腸の中ではメタンガスを発生しているＳＩＢＯもあります。このタイプのＳＩＢＯでは、古細菌（アーキア）と呼ばれる生物がメタンガスを発生させているのでしたね。

古細菌は、水素をもととして、メタンガスを発生させています。ということは、水素だけ測定している施設では、古細菌によって水素が消費され、見かけ上、吐く水素が低く測定されてしまうわけです。

したがって、**ＳＩＢＯの検査では、水素といっしょに必ずメタンガスの呼気検査も受けるようにしてください**。私のクリニックでも水素とメタンをセットで測定しています。

ＳＩＢＯ検査のステップ

では、私のクリニックで行っているＳＩＢＯの検査法について説明しましょう。

検査を受ける前日の夜21時から絶食にします。水分はとっても大丈夫です。検査前には

12時間は絶食が必要です。また**抗生物質や特定のサプリメントは、検査前の2週間の期間使用しない**ようにします。

また**発酵性の食物は、検査前24時間はすべて避けます。**つまり、パン、パスタ、高繊維食はとらないようにします。発酵性の食べ物を食べてしまうと、消化管にガスが発生してしまい、本当はSIBOではないのにSIBOだと判定される（偽陽性になる）可能性があるからです。

また、過換気となりうる**運動や喫煙は検査の2時間前から避ける**必要があります。口の中の細菌によって検査薬である糖（ラクツロース）が口腔内で分解されないように、**検査前にはよくうがいと歯磨きをして、口腔内洗浄が必要**です。

朝の9時にクリニックに来ていただきます。**検査ではまず、呼気中の水素とメタンの基本濃度を測定**します。検査薬を飲む前に3〜4回の呼気中の水素とメタンの濃度を測定し、平均を基礎値とします。

このあと、**糖（ラクツロース）を飲みます。**糖を飲んでいただき、お腹の中のバクテリアにエサを与えます。そしてお腹の中で意図的にガスを発生させるのです。

その後、**20分おきに3時間まで吐いた息（呼気）をとります**。この呼気の中の水素とメタンガスを調べます。この所要時間3時間の**「ラクツロース呼気試験」**が、最もＳＩＢＯの検査としては信頼がおけるものだと考えられています。

小腸内の細菌は、特定の炭水化物を養分としています。細菌が炭水化物を食べると、副産物として水素とメタンを含むガスを発生させます。

そうしたガスの一部は腸管の粘膜を通じて吸収され、血液中に取り込まれます。その後血流により肺に達したガスは、人の呼気に混じって排出されます。

呼気中の水素とメタンの量を測定することで、小腸における細菌の異常増殖があるかどうかを判定することができるのです。

とくに**水素が発生するのは、細菌が炭水化物を発酵させた場合しか考えられないため、現状では水素呼気試験がＳＩＢＯを診断するうえで最適**とされています。

他にも小腸の腸液を吸引して細菌を培養して調べ、その種類や増殖の程度を調べる「小腸吸引試験」という方法もあります。小腸液をとって培養し、ＳＩＢＯの定義である「小腸の細菌数10万」を証明する方法です。ただ、この方法は現在はあまり行われなくなっています。

というのも、この検査ではチューブを鼻から挿入して胃から小腸へと通し、そこから液体の試料を採取するのですが、まずこの検査は侵襲的であり、辛い検査であること。それから、採取した腸液は小腸液の一部であり、小腸液全体の状態をかならずしも反映していないことが問題点として挙げられるからです。

また、ＳＩＢＯで増える嫌気性菌は、空気に触れるとすぐに死んでしまうため、たとえ培養しても培養が成功しづらく、これまでの培養法では、腸内細菌の40％ほどしか培養することができていないことも問題になっています。

それに比べて、水素呼気試験は、チューブを入れずに済みますから患者さんが辛いことがありませんし、治療のあとに効果を測定するために検査を繰り返すことも容易です。

ＳＩＢＯ検査の読み方

SIBO患者のラクツロース呼気検査

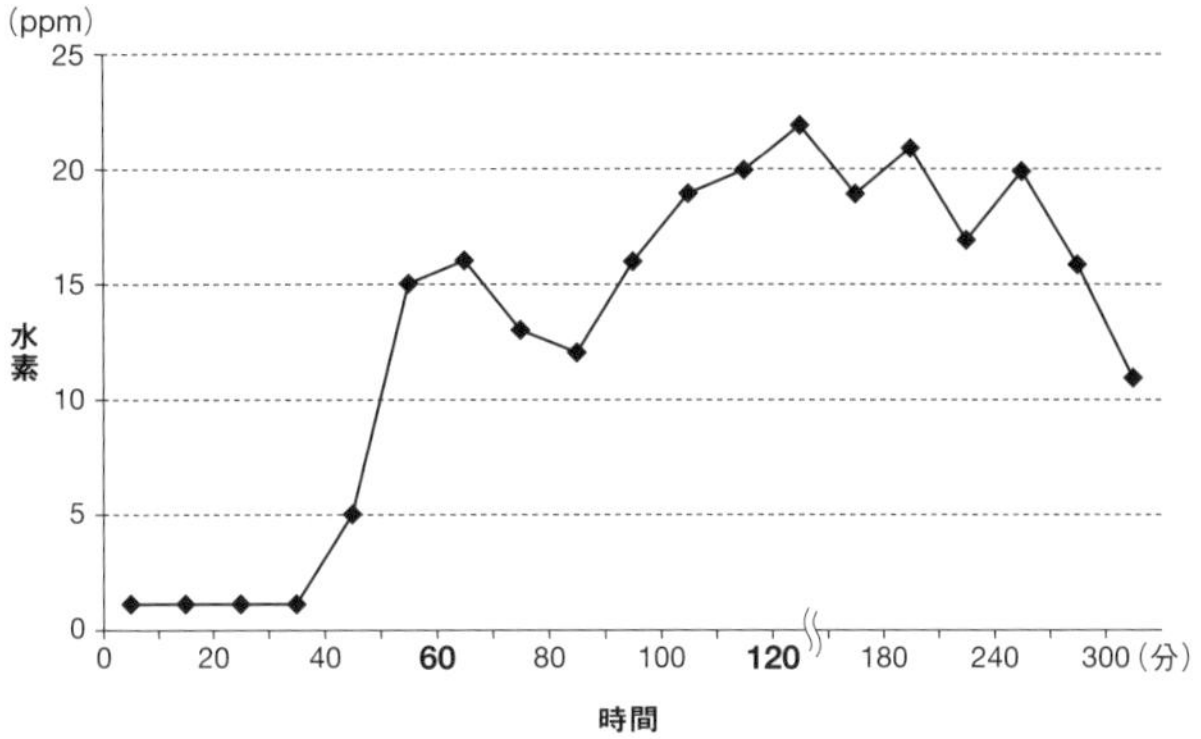

ラクツロースは分子量が大きいため、小腸でほとんど吸収されず、大腸へ達し、腸内細菌によって分解される。そのため、正常者のラクツロース呼気検査では、ラクツロース服用後に大腸へ達する120分程度で呼気中水素ガス濃度の上昇を認める。一方、SIBO患者では小腸に増殖した細菌と大腸内細菌の両方で分解されるため、呼気中水素ガス濃度は二峰性にピークを認める　(Romagnuolo J et al. 2009より引用)

通常、ラクツロースは分子量が大きいため、小腸でほとんど吸収されず、大腸へ達し、腸内細菌によって分解されます。そのため、正常の人ではラクツロース呼気試験においては、ラクツロースが大腸に達する１２０分程度の時点のみで呼気中に水素ガスが上昇します。

しかし、ＳＩＢＯの患者さんでは、小腸の中で増殖したバクテリアが小腸の中でもラクツロースを分解し、小腸においても水素ガスが上昇します。

このため、**ラクツロースが小腸に達する60分程度の時点でも水素ガスが上昇し**ます。つまり、**60分、１２０分の両方で、ラクダのこぶのように２点で水素ガスの**

ピークを認めるのです（二峰性パターン・123ページのグラフを参照）。数値的には、水素ガスが基準値より10ppmより上昇した場合、SIBOと診断します。

メタンガスの測定も忘れずに！

腸内の細菌は炭水化物を栄養源とし、副産物として水素を発生させます。しかし、患者さんの10～20％は、腸内細菌が産生する水素量が検知できるほどではなく、その代わりにメタンガスを発生させています。

私たちの腸内には古細菌と呼ばれる、細菌に似ていますが種としては異なる系統の微生物が存在することがその原因です。古細菌は、水素を養分として副産物のメタンガスを発生させます。

大腸内で古細菌が増えているタイプのSIBOでは、古細菌が水素を食べてメタンガスを発生させるため、水素呼気試験では、みかけ上、水素が低く出てしまいます。15～30％

の患者さんでは、このメタンを発生させる菌を保持しており、水素がメタンあるいは硫化水素に変換されてしまうためです。

さらに通常の腸内細菌の中にも、水素ではなくメタンを産生する種類があります。たとえば、腸球菌、シュードモナス菌、黄色ブドウ球菌、緑色連鎖球菌、セラチア菌などです。したがって、水素を計るだけではなく、メタンガスもいっしょに計ることが重要です。

メタンガスの基準値は、自覚症状で便秘の症状がある場合、３ｐｐｍ以上メタンガスが出ているとＳＩＢＯと診断します。

また注意すべき点は、ＳＩＢＯの治療をしてメタンガスを発生させる菌が減ったとき、今まで検査で正常だった水素ガスが急に増えることもあります。これは、今まで水素を消費していたメタン菌が減ったために、今まで見かけ上正常に見えていた水素ガスの量が、本当は異常であったとわかるケースもあるということです。

また、**水素ガスとメタンガスの総量で、15ｐｐｍよりも多くなっている場合もＳＩＢＯと診断します**。

ＳＩＢＯにならない、改善させるためにするべきこと

ではどうしたらＳＩＢＯにならないで済むのか、ＳＩＢＯを改善させることができるのか解説しましょう。

第５章と第６章で詳しくお話しします。

①適度な胃酸を保つ
②胆汁の分泌を良くする（座りっぱなしをやめる。立ち食いをする。座ってばかりいると胆汁の流れが悪くなる）
③小腸の消化管運動（ＭＭＣ）を良好に保つ
④大腸から小腸への逆流を防ぐ
⑤小腸内のバクテリアを飢えさせる
⑥抗生物質を使う（天然のサプリメントを使う）
⑦小腸のバクテリアにエサを与えない食事をとる（成分栄養）

⑧免疫力を高めるサポートをする
⑨ＳＩＢＯマッサージ

第5章

SIBOにならないための食事法

SIBOを予防する食事「低FODMAP《フォドマップ》食」

現代人の小腸は疲れています。**現代人の食卓は小腸で吸収が悪い糖質にあふれているか**らです。それに対し、**小腸の中で、いちばん水素を発生させにくいもの**とは何でしょうか?

ヒントは、私たち日本人が古来食べてきたものです。

答えはズバリ、**「米」**です。

次ページのグラフを見てください。**米はほとんど水素を発生させず、小腸に負担をかけません。お腹がパンパンになって困っている人が積極的にとるべき食材**なのです。逆に、**小麦、豆が水素を発生させやすい**ことがひと目でわかります。

では、小腸の中で過剰に増えたバクテリアのエサになりやすいものとは何でしょうか?**エサにもっともなりやすいものが、「糖質」**です。

糖質にもいろいろな糖質がありますが、そのなかでも**ガスを発生させやすいのが、発酵性の糖質**です。発酵性の糖質は、バクテリアのファストフードとなり、あっという間に反

100gの炭水化物を食べたときの呼気中の水素ガス

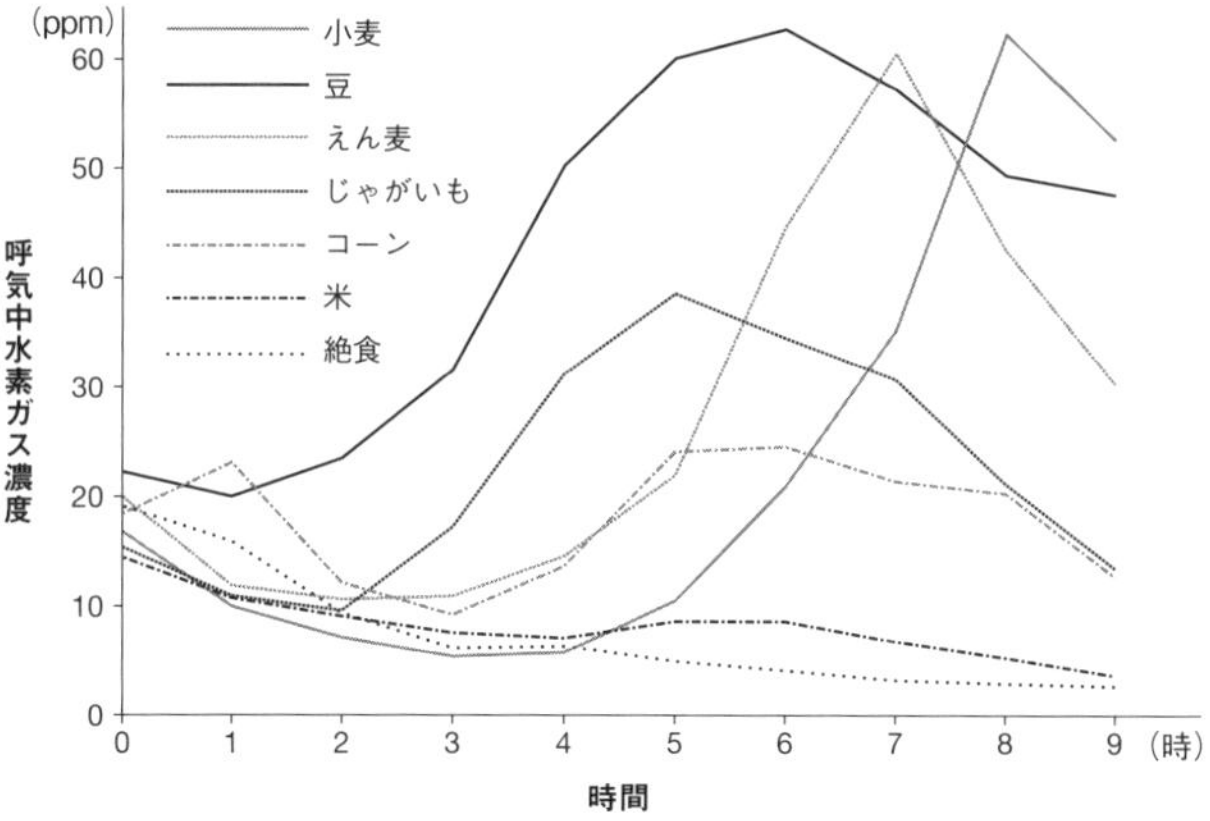

（Levitt MD, et al:Gastroenterology92(2):383-389, 1987より引用）

応して大量のガスを発生させます。この**発酵性の糖質を「FODMAP（フォドマップ）」と呼びます。**グラフで見てもわかるように、**水素ガスの発生が多い小麦や豆類も典型的なFODMAPという糖質**が多いのです。

現在、日本で普及している「腸内細菌健康法」では、「発酵食品や水溶性食物繊維をとることで腸内細菌にエサをやり、腸内細菌を増やして大腸を整えましょう」と教えています。

しかし、このような**腸内細菌健康法を実行することで、かえってお腹の調子を崩してしまう人がいる**ことがわかってきました。まさにこれが、ＳＩＢＯの患者さんや過敏性腸症候群の患者さんなのです。

お腹の不調がなく、便通に問題のない人が、発酵食品や水溶性食物繊維をとるのは良いことです。

しかし、**ＳＩＢＯや過敏性腸症候群の患者さんの腸内細菌は、このような一般的に「腸に良い」と言われている食事をすると、次項で述べるように、小腸の中が水びたしになって下痢をしたり、大量のガスに悩まされたり、便秘や腹痛がひどくなる**ことがわかってきたのです。

「腸内細菌健康法」の誤り

みなさんは、最近よく「腸内細菌を整えて健康になる」というたぐいの本、特集記事、テレビなどを見たことがあるでしょう。

それによると、**「腸の調子を整えるために、たくさんオリゴ糖をとり、ゴボウ、豆、アスパラガスなどの食物繊維、納豆、キムチなどの発酵食品をとるように」**としています。

しかし、これらは腸に症状のない「無症状な健康な人」に適した食事法ではありますが、決してお腹の調子が悪い人の腸の症状を改善させません。

むしろ、**下痢やガス、腹部膨満、便秘などのお腹のつらい症状をかえって悪化させているのです。**「意外だ」とお思いの方に、さっそくその原理を説明します。

その不調は、ある「糖質」が原因だった！

食べ物が通る道すじは、「口→食道→胃→十二指腸→小腸→大腸」の順番です。食べ物を食べると、口からまず食道の中に入っていきます。食道を通って食べ物は胃に入ります。次に、食べ物は胃から小腸に運ばれます。小腸の中を食べ物が進んでいきます。

では、小腸を拡大して観察してみましょう。小腸の中を拡大してみると、腸の中には、大きく分けて2つの糖質があることがわかります。ひとつは、「ふつうの糖質」です。これは非常に吸収がよい糖質です。もうひとつは、「問題を起こす糖質（FODMAP）」です。

なぜなら、これらの糖質は非常に吸収が悪いからです。

ふつうの糖質は非常に吸収が良いため、腸の粘膜に存在する「ポンプ」からどんどんと吸収されていき、腸の中から姿を消していきます（①）。

しかし、問題を起こす糖質は小腸の中で吸収が非常に悪いため、なかなか腸の中に入っていきません（②）。

この糖質こそが小腸に負担をかける食事です。FODMAPとは一連の、発酵性で吸収されにくい短鎖炭水化物群の頭文字をとった略語です(141ページ参照)。FODMAPは吸収の悪い炭水化物たち、と考えておいてください。

したがって、問題を起こす糖質を含んだ食べ物を食べすぎると、小腸の中で問題を起こす糖質の濃度がどんどん濃くなっていきます。

人間の体の性質には、「濃いものを薄めようとする」という性質があります。小腸の中に、あまりに濃いものがあると、人間の体はそれを薄めようとするのです。

問題を起こす糖質の濃度が高まることで、人間の体は、血管の中から小腸の中に大量の

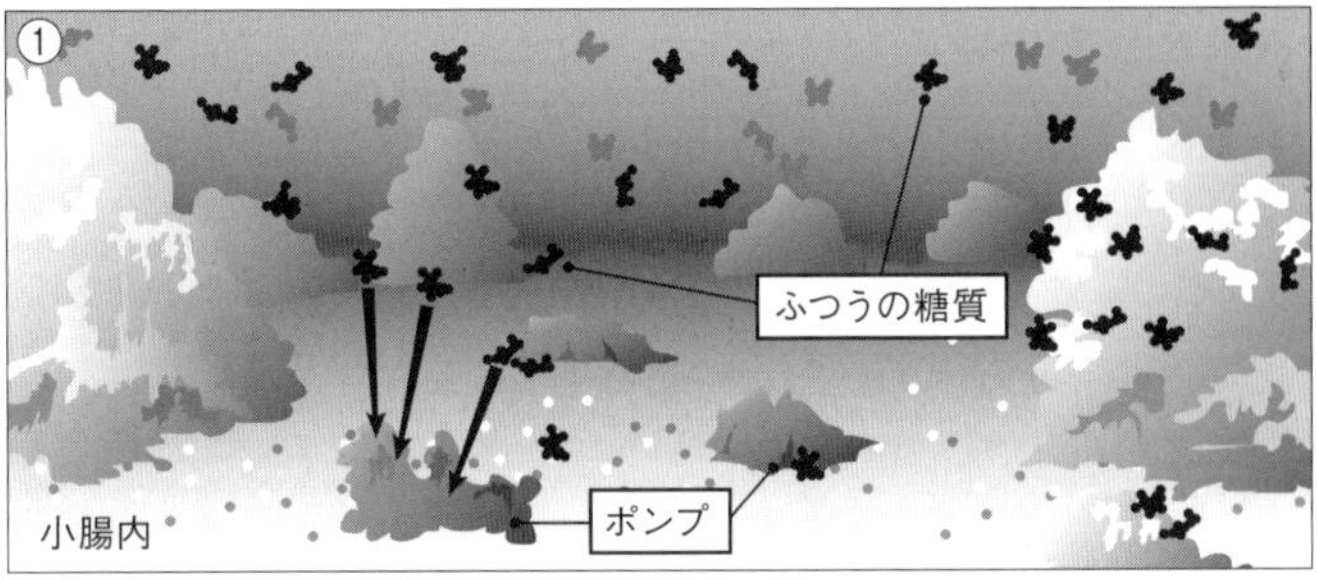

普通の糖質は、ポンプから小腸の中に吸収される

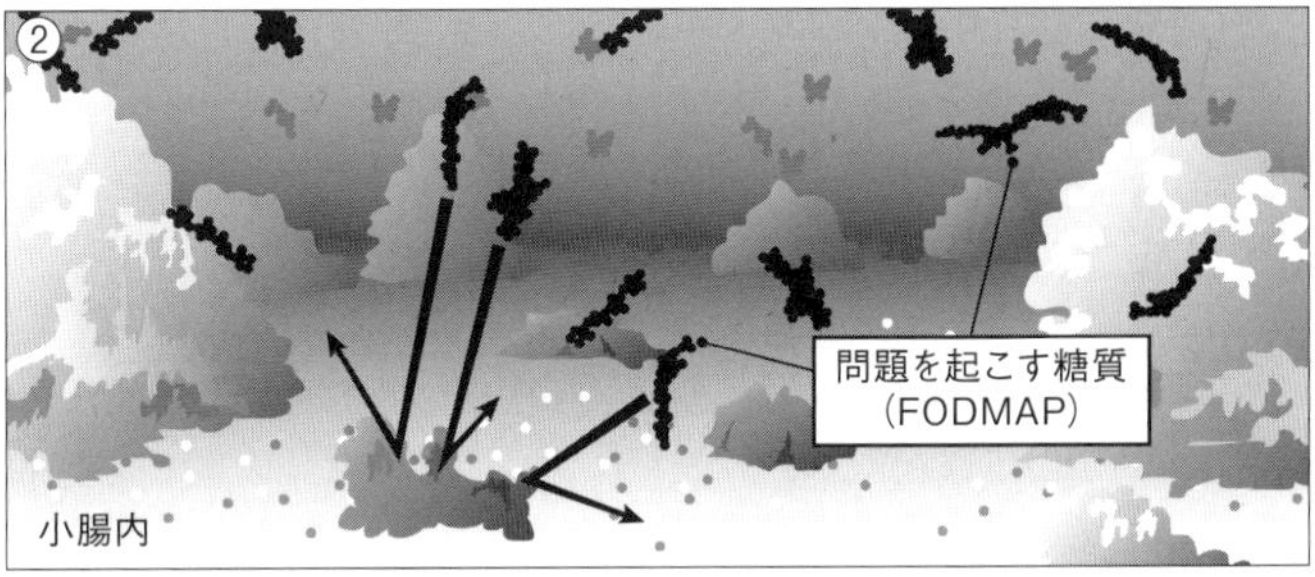

問題を起こす糖質は、小腸に吸収されにくい

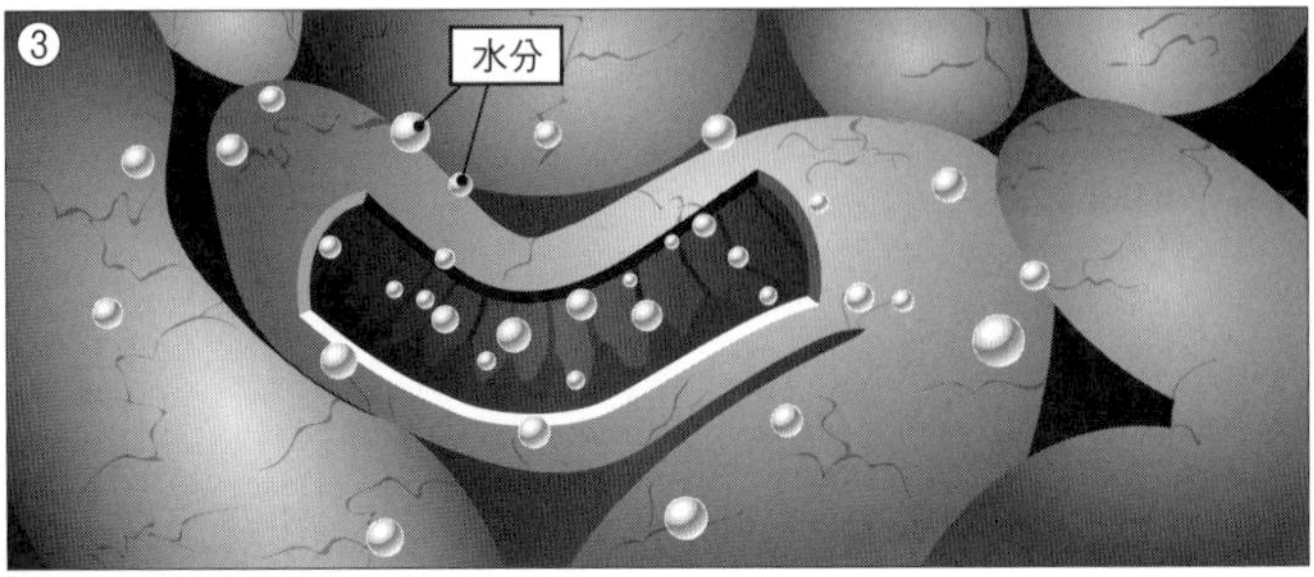

そのために大量の水分が小腸に引き込まれる

水分を引き込んでくるのです（③）。

結果として、小腸の中には大量の水分が溜まります。そうすると、小腸の中は、「水びたし」の状態になってしまいます。

水でいっぱいになった小腸は、水によって腸が刺激されて運動が過剰になります。そのため、**お腹がゴロゴロしたり、痛みが出たりします**。

水が増えるので、下痢をします。過剰な液体に対処するため、腸は通常、腸の内容物を押し出す速度を速め、こうして下痢を起こすのです。水が大量に溜まるので、お腹がパンパンに張ってしまうのです。

また、ＳＩＢＯの患者さんの小腸の中で過剰に増えたバクテリアは、これらＦＯＤＭＡＰをエサとして発酵を起こし、大量の水素ガスを発生させ（左ページイラスト）、小腸を風船のように膨らませてしまいます。パン好きの女性などで「パンをちょっとしか食べなくてもお腹がすごく張るんです。ガスが溜まってつらい」とおっしゃる方がいます。パンの中には「フルクタン」という発酵性の糖質（ＦＯＤＭＡＰ）が含まれています。それは、以上のことが原因なのです。

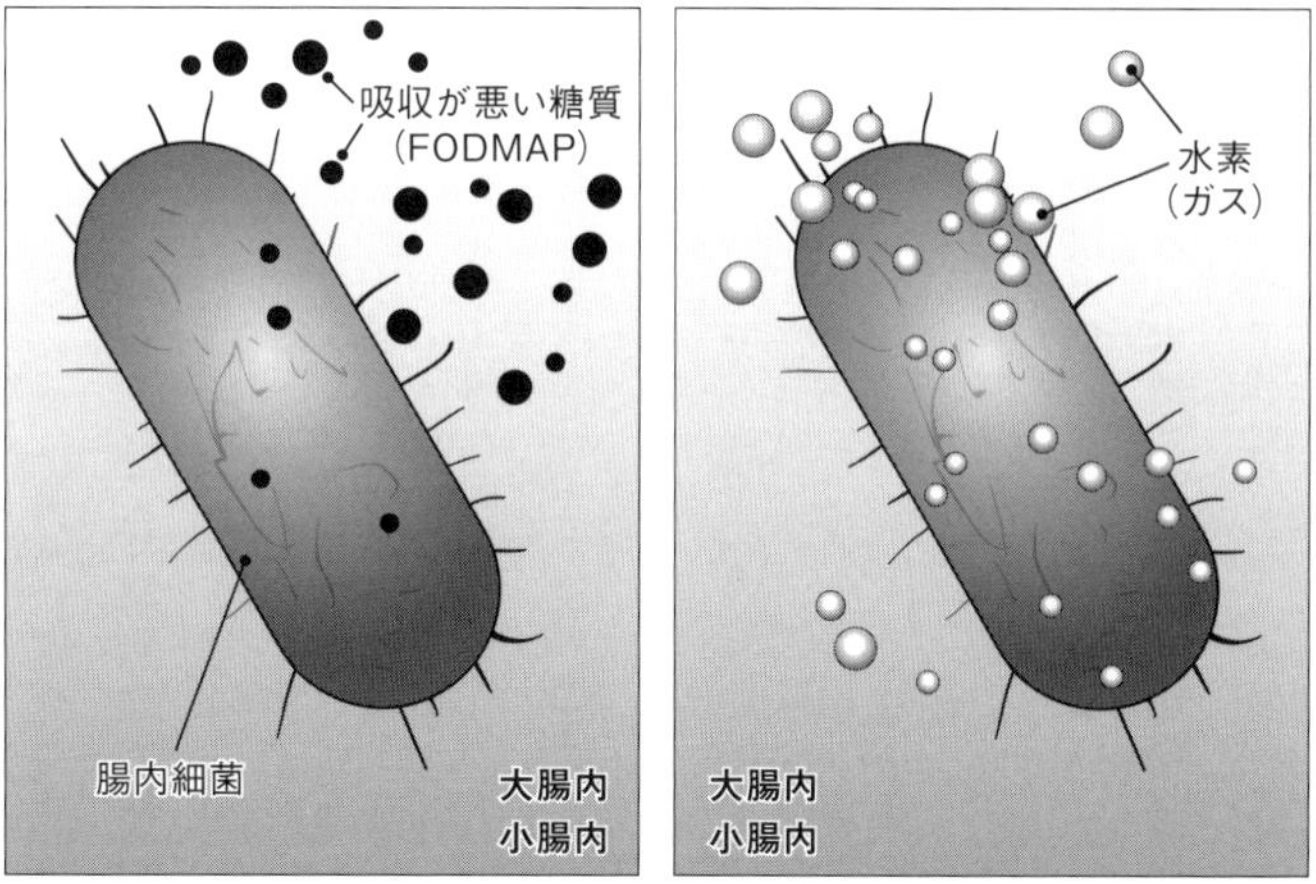

問題を起こす糖質をエサに、腸内細菌は水素ガスを発生させる

このように、問題を起こす糖質は、小腸に負担をかける食事なのです。**現代人の食事では、特に小腸で吸収しにくい糖質を含む食品が多いので、小腸に負担をかけないことが、お腹の不調を改善することにつながるのです。**

それだけではありません。この**問題を起こす糖質は、小腸でほとんど吸収されないために、大腸にまで到達**してしまいます。

正常の人の大腸の中の便には、もうほとんど栄養分が残っていないのがふつうです。なぜなら、小腸でほとんどの栄養分が吸収されてしまっているので、便は大腸に達するころには「しぼりかす」のような状態になっているからです。

しかし、**問題を起こす糖質が大腸まで届いてしまうと、大腸の富栄養化**が起こります。

つまり、「赤潮」のようなものです。

「赤潮」とは、川に過剰な栄養分が流されると、それを食べるプランクトンが異常に増え、海が真っ赤になってしまう現象です。

赤潮が発生すると、プランクトンの大量発生により、海の中の酸素が足りなくなります。魚のえらにもプランクトンがつまって窒息し、大量の魚が死んでしまいます。


大腸も同じで、本来届かないほうがいい過剰な栄養素が大腸に届くと、赤潮のように不都合が出るのです。大腸には、大量の腸内細菌たちが待ちかまえています。

問題を起こす糖質は、小腸で吸収が悪いため大腸にまで到達し、腸内細菌のファストフードとなり、腸内細菌のエサになります。

腸内細菌と問題を起こす糖質は、大腸内で異常な発酵を起こします。**発酵にともない、過剰なガス（水素）と過剰な短鎖脂肪酸が発生します**。ビールやパンを作ると、発酵でたくさんガスが発生することをあなたもご存じでしょう。

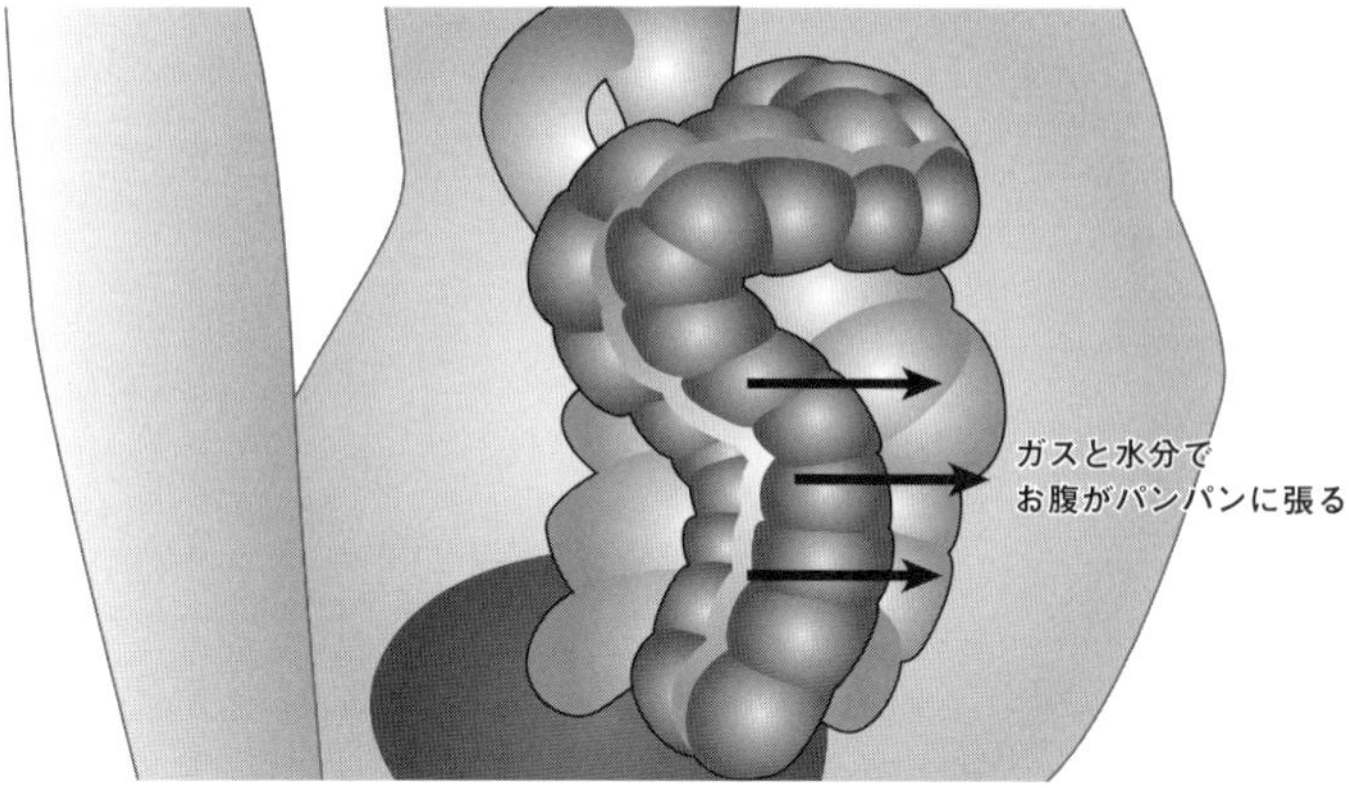

それと同じことが大腸の中で起こるのです。細菌が糖類などの炭水化物を発酵させると、発生するガスはほとんどが水素と二酸化炭素、またはメタンです。これらのガスには臭いがありません。臭うガスは悪玉菌が作るスカトールやアンモニア、硫化水素などです。

その結果として、**問題を起こす糖質を食べる前にはふつうだったお腹も、小腸で過剰に溜まってしまった水分と、小腸と大腸で大量に発生したガス（水素）によって、パンパンに張ってしまうのです（上のイラスト）。**

水素はほとんどの細菌が作りますが、大量の水素が生じると、消化管の動きに障害を与え、下痢や便秘を起こします。過剰な短鎖脂肪酸が生じると、右側の大腸の動きを麻痺さ

せることもわかりました。

お腹の膨張は、過剰な水分やガスが腸に、特に小腸の最後の90㎝（回腸）と大腸の最初の部分に溜まることが原因であることが多いのです。

お腹がこのように張る（鼓腸《こちょう》）と、腸のまわりにある神経が過敏にそれを感じ取ります。その刺激は、神経を通って脳に伝わり、疲れ・不安・お腹のさまざまな不快な症状を生むというわけです。

お腹の調子が悪い人がやるべきことは、さまざまな糖質の中で、この問題の糖質を含んだ食事をできるだけ避けた食事、すなわち「低ＦＯＤＭＡＰ食」を取り入れることなのです。

この低ＦＯＤＭＡＰ食は科学的根拠の高い食事法で、ハーバード大学、イエール大学、コロンビア大学、過敏性腸症候群の権威であるローマ財団などがその効果を証明する論文を発表している食事法です。日本消化器病学会も推奨しています。

「ＦＯＤＭＡＰ」の用語を説明します。

F（Fermentable）：発酵性の以下の４つの糖質を指します。

O（Oligosaccharides）：「オリゴ糖」には、**ガラクトオリゴ糖（GOS）**と**フルクタン**があります。

・**ガラクトオリゴ糖（GOS）**（ガラクトースの重合体）……レンズ豆、ひよこ豆などの**豆類**に含まれる。

・**フルクタン**（フルクトースの重合体）……**小麦やタマネギ、ニンニク**などに含まれる。

D（Disaccharides）：「二糖類」には**乳糖**があります。

・**乳糖（ラクトース）**……高乳糖食（**牛乳、ヨーグルト**）に含まれる。

M（Monosaccharaides）「単糖類」にはフルクトースがあります。

・**フルクトース**……果糖。**果実、ハチミツ**などに含まれる。

And（そして）

P（Polypls）：「ポリオール」には**ソルビトールやキシリトール**など、「～オール」という名称の糖質です。

・**ポリオール**（ソルビトール、キシリトール）……**マッシュルーム**や**カリフラワー**などに含まれる。

以上の吸収が悪い、発酵性の４つの糖質をまとめて、「ＦＯＤＭＡＰ」と呼びます。

食物の成分の中には多くの水分を腸に送って膨張を起こさせ、腸内細菌がその成分を発酵させることで急速にガスを発生させるものがあります。

この犯人が、前述の発酵性の小腸で吸収されにくい「短鎖炭水化物」です。いわば腸内細菌にファストフードを提供する、消化困難な糖質なのです。これがＦＯＤＭＡＰです。これらの「糖質」は小腸で非常に吸収されにくい特徴があります。

そうすると、先述の小腸と大腸の図を使って説明したとおりのことが起こるので、**ＳＩＢＯの患者さんでは、このＦＯＤＭＡＰを控える食事をとることが有効**です。

ＦＯＤＭＡＰをひかえた低ＦＯＤＭＡＰ食の詳しい内容ついては、私の本『パン・豆類・ヨーグルト・りんごを食べてはいけません――世界が認めたお腹の弱い人の食べ方・治し方』（さくら舎刊）をご参照ください。

また、ＳＩＢＯの患者さんが避けたほうがよい高ＦＯＤＭＡＰ食と、おすすめの低ＦＯＤＭＡＰ食についてはー覧表をご参照ください。

高FODMAP／低FODMAP食品一覧表

穀物

高FODMAP

・大麦
・小麦
・ライ麦
・パン（大麦、小麦、ライ麦）
・ラーメン（小麦）
・パスタ
・うどん
・そうめん
・クスクス（小麦）
・とうもろこし
・ピザ
・お好み焼き
・たこ焼き
・シリアル（大麦、小麦、オリゴ糖、ドライフルーツ、ハチミツを含むもの）
・ケーキ
・パイ
・パンケーキ
・焼き菓子
など

低FODMAP

・米、玄米
・米粉類
・そば（十割）
・グルテンフリーの食品
・オート麦
・シリアル（米、オート麦）
・タコス
・スターチ
・ポップコーン
・タピオカ
・ポテトチップス（少量）
・オートミール
・コーンミール
・こんにゃく麺
・ビーフン
・フォー
など

野菜、いも

高FODMAP

・アスパラガス
・豆類（大豆、さやえんどう、ひよこ豆、レンズ豆、あずき）
・納豆
・ゴーヤ
・ねぎ
・タマネギ
・にんにく
・にら
・カリフラワー
・ゴボウ
・セロリ
・キムチ
・フライドポテト
・きくいも
・さつまいも
・マッシュルーム
・らっきょう
・ちりめんキャベツ（サボイキャベツ）
・たろいも
など

低FODMAP

・なす
・トマト、ミニトマト
・ブロッコリー
・にんじん
・ピーマン
・とうがらし
・ほうれん草
・かぼちゃ
・きゅうり
・じゃがいも
・しょうが
・オクラ
・レタス
・たけのこ
・ダイコン
・もやし
・チンゲン菜
・白菜
・かぶ
・キャベツ
・ヤム芋
・ズッキーニ
・パセリ
・ラディッシュ
・オリーブ
・パクチー
など

調味料、その他

高FODMAP		低FODMAP	
・ハチミツ ・オリゴ糖 ・コーンシロップ（果糖ブドウ糖液糖としてジュースに入っている） ・ソルビトール、キシリトールなどの甘味料 ・アップルソース ・トマトケチャップ	・カスタード ・バーベキューソース ・カレーソース ・ブイヨン ・缶詰のフルーツ ・固形スープの素 ・絹ごし豆腐 ・バルサミコ酢 ・豆乳（大豆由来） など	・マヨネーズ（小さじ3杯まで） ・オリーブオイル ・酢 ・缶詰のトマト ・ココア ・ココナッツオイル ・魚油 ・キャノーラ油 ・オイスターソース	・ウスターソース ・マーマレード ・ピーナッツバター ・酵母 ・普通の豆腐 ・メープルシロップ ・豆乳（大豆抽出物由来） ・味噌 など

乳製品など

高FODMAP		低FODMAP	
・牛乳 ・乳糖を含む乳製品全般 ・ヨーグルト ・アイスクリーム ・クリーム類全般 ・ラッシー ・ミルクチョコレート	・ホエイチーズ ・プロセスチーズ ・カッテージチーズ ・ブルーチーズ ・クリームチーズ ・プリン ・コンデンスミルク など	・バター ・マーガリン（牛乳を含まないもの） ・ラクトフリー（乳糖が入っていない製品） ・アーモンドミルク ・ブリーチーズ ・バターチーズ	・カマンベールチーズ ・チェダーチーズ ・ゴルゴンゾーラチーズ ・パルメザンチーズ など

※硬めのチーズは低FODMAPであることが多い。乳糖が多いチーズは避けるとよい

フルーツ

高FODMAP		低FODMAP	
・りんご ・すいか ・あんず ・もも ・なし ・グレープフルーツ ・アボカド ・ライチ ・柿 ・西洋なし ・パパイヤ ・さくらんぼ ・干しブドウ	・プルーン ・ざくろ ・ブラックベリー ・いちじく ・グアバ ・すもも ・プラム ・マンゴー ・これらを含んだジュース ・ドライフルーツ など	・バナナ ・いちご ・ココナッツ ・ぶどう ・メロン ・キウイ ・オレンジ ・みかん ・レモン ・キンカン ・パイナップル ・ザボン ・ライム	・ラズベリー ・ブルーベリー ・クランベリー ・スターフルーツ ・ドリアン ・ドラゴンフルーツ など

飲み物

高FODMAP

・アップルジュース
・マンゴージュース
・オレンジジュース
・梨ジュース
・フルーツジュース※
・レモネード（加糖）
・ウーロン茶
・ハーブティー（強いもの）
・麦芽コーヒー
・シリアルコーヒー（穀物飲料）
・チャイ
・カモミールティー
・ハチミツ入りジュース
・エナジードリンク
・マルチビタミンジュース
・ポートワイン
・ラム
・シェリー
・甘いワイン
・甘いスパークリングワイン
・りんご酒
など

低FODMAP

・紅茶
・コーヒー（ストレートコーヒー）
・緑茶
・レモンジュース
・ライムジュース
・クランベリージュース
・ビール
・ジン
・ウオッカ
・ウイスキー
・甘くないワイン
・甘くないスパークリングワイン
・タピオカティー
・ペパーミントティー
・チャイ（薄いもの）
・水、ミネラルウォーター
・白茶（ホワイトティー、中国茶）
・日本酒
など

※高FODMAPフルーツのジュースを指す。ただし、低FODMAPフルーツジュースの中でも「果糖ブドウ糖液糖」「高果糖液糖」という甘味料が添加されたジュースは高FODMAP

肉、魚、卵、ナッツ、スパイス

高FODMAP

・ソーセージ
・カシューナッツ
・ピスタチオ
・アーモンド（20粒以上）
・あずき
・わさび
・あんこ
・きな粉
など

低FODMAP

・ベーコン
・ハム
・豚肉
・牛肉（赤身）
・鶏肉
・羊肉
・魚介類（エビ、サーモン）
・卵
・七面鳥
・アーモンド（10粒以下）
・ヘーゼルナッツ
・くるみ
・ピーナッツ
・栗
・松の実
・かぼちゃの実
・ミント
・バジル
・カレー粉
・チリパウダー
・パプリカパウダー
・唐辛子
など

出典：Monash University
※高FODMAP食品のすべてがSIBOや過敏性腸症候群の人に合わないのではなく、合わない食品は体質によって異なります。低FODMAP食事法を試して判断しましょう

具体的なＦＯＤＭＡＰ対決で、危ない食品を知る

◎リンゴは避ける、お腹の味方はバナナ

同じ果物でも、お腹の調子がすぐれない人が食べると、調子が悪くなりやすいものとそうでないものがあります。

リンゴは果物の中では代表的な高ＦＯＤＭＡＰ食です。**リンゴには、単糖類である果糖（フルクトース）とポリオール（ポリオールの仲間のソルビトール）が含まれているので避けるべき**です。

ただし、現在の食事や栄養に関するガイドラインでは、人は１日に野菜を５皿、果物を２皿とるようにすすめています。ですから、この代わりになる果物や野菜をしっかりとるべきです（２０７ページの「◇がんを抑える低ＦＯＤＭＡＰ食とは？」をご参照ください）。

果物の中でも安全なのが、**バナナ**です。バナナには、オリゴ糖も、乳糖（ラクトース）

も、果糖（フルクトース）も、ポリオールも過剰には含まれていません。つまり、腸を傷つける「４つの敵＝ＦＯＤＭＡＰ」が含まれていないのです。腸が弱い人が試験前や、重要な商談やプレゼンの前に食べるにはうってつけの果物と言えます。

◎桃は避ける、ブドウは安全

白桃には、オリゴ糖（フルクタン）と、ポリオール（ソルビトール）が多く含まれているために、**お腹の調子がすぐれない人は避けたほうがいいフルーツ**です。

ブドウは、オリゴ糖も、乳糖（ラクトース）も、果糖（フルクトース）も、ポリオールも過剰には含まれていません。すなわち、ＦＯＤＭＡＰを含まないフルーツと言えます。通常の赤ブドウ、ブラックマスカット、トンプソン、ラリーシードレスなどのブドウは、お腹を壊すＦＯＤＭＡＰは含まない安全なフルーツなのです。

◎スイカは避ける、イチゴは安全

スイカには、過剰なオリゴ糖（フルクタン）、果糖（フルクトース）、ポリオール（マンニトール）が含まれており、**お腹の弱い人は避けるべきフルーツ**です。**日本の夏は暑く、スイカ、桃などの摂取量が増えますので、お腹が弱い人は特に夏場は気をつけて果物を選択する**とよいでしょう。

イチゴは、オリゴ糖も、乳糖（ラクトース）も、果糖（フルクトース）も、ポリオールも過剰には含まれていません。

◎パンは悪化させる、米は安心

パンには、オリゴ糖（フルクタン）が多く含まれており、**お腹の不調に悩んでいる人の症状を悪化させる**ので控えるべきです。

ただし、グルテンフリーのパンはオリゴ糖（フルクタン）を含んだ小麦が除去されていますので、**お腹の弱い人でもグルテンフリーのパンや米粉パンは食べることができます。**

このように**小麦を含むラーメン、パスタ、ピザ、お好み焼き、たこ焼きなども控えたほうがいい食品**です。ただし、グルテンフリーの麺やパンなどは小麦を除去しているので、おのずとオリゴ糖（フルクタン）が排除されますので食べても大丈夫です。

小麦、大麦、ライ麦が腸内でたくさんの水素を発生させ、ＳＩＢＯや過敏性腸症候群を悪化させるのに対し、いちばんガス（水素）を発生させない穀物は、実は**米**です。米（白米、玄米）にはＦＯＤＭＡＰが含まれていません。おかゆを食べたり、間食に餅をうまく使うのもおすすめです。

現在８０００万人がお腹の不調で悩むアメリカ。そんなニューヨークなどのアメリカの都市では、一人あたりの米の消費量が急上昇し、過去40年間で3倍になっています。お腹の調子が悪い人は、ＦＯＤＭＡＰのひとつであるオリゴ糖が多く、グルテンを多く含んでいるパン、パスタ、シリアルをやめて、**米粉パンや米粉のパスタなどに変え、外食でもライスを選択する**といいでしょう。

小麦に含まれるグルテン（パンをふっくらさせる成分）は、腸の粘膜の細胞と細胞の結びつき（タイトジャンクション）をゆるめ、リーキーガット症候群（漏れる腸）の原因にもなるのです。グローバル社会においては、今まさに、米、寿司など日本食ブームで、お店も客で満員なのです。

このような炭水化物と対照的に、**牛肉、鶏肉、豚肉、羊肉、カンガルー肉などの肉（添加物のないもの）、卵、魚、むきエビ、サーモン、ツナ缶などは低FODMAP食**なので食べても問題ありません。肉・魚・卵は食べても大丈夫です。

ただし、**ソーセージには、オリゴ糖（フルクタン）がやや多め**です。1食に2個食べると症状が出る可能性があるので、1個までにとどめましょう。

◎うどんは避ける、そばは安全

うどんは、小麦がたくさん含まれており、オリゴ糖（フルクタン）が豊富なので**避けるべき**です。他にも**ラーメン、パスタ、そうめん**なども同様です。

ただ、グルテンフリーのラーメンやパスタなども市販されており、だいぶ入手しやすくなっていますので、それらを食べるとよいでしょう。また、ビーフンやフォーといったライスヌードルもおすすめです。

それに対して、**そば**は低FODMAP食です。ただし、つなぎとして**小麦を使っているものは避ける**べきです。十割そばを選びましょう。

◎アスパラガスは避けたほうがいい、キャベツは大丈夫

アスパラガスは繊維が豊富であり、お腹の不調がないひとにとっては、おすすめの食材です。しかし、アスパラガスは、果糖（フルクトース）を豊富に含んでいます。

また、たくさん食べると、フルクタンとガラクトオリゴ糖（GOS）の量も増えてきますので、**避けたほうがいい食品**です。

アスパラガスの他に避けたほうがいい高FODMAPの野菜としては、**カリフラワー**（ポリオール〈マンニトール〉が多い）、**セロリ**（ポリオール〈マンニトール〉が多い）、**トウモロコシ**（ポリオール〈ソルビトール〉が多く、オリゴ糖〈ガラクトオリゴ糖：GOS〉が多め）、**にんにく**（オリゴ糖〈フルクタン〉が多い）、**ニラ**、**ネギ**（オリゴ糖〈フルクタン〉が多い）、**さやえんどう**〈きぬさや〉（オリゴ糖〈フルクタン〉とオリゴ糖〈ガラクトオリゴ糖：GOS〉が多い、ポリオール〈マンニトール〉が過剰）、**マッシュルーム**（ポリオール〈マンニトール〉が多い）、**椎茸**（ポリオール〈マンニトール〉が多い）、**たまねぎ**（オリゴ糖〈フルクタン〉が多い）、**さつまいも**（ポリオール〈マンニトール〉が多い）です。

それに対して、**ふつうのキャベツ**（Cabbage, common）には、すべてのFODMAPは過剰には含まれていません。すなわち、オリゴ糖も、乳糖（ラクトース）も、果糖（フルクトース）も、ポリオールも含まれていません。

ただし、**注意すべきはサボイキャベツ**（Cabbage, savoy）です。サボイキャベツ（別名　ちりめんキャベツ）にはオリゴ糖（フルクタン）が過剰に含まれているため、避けるべき食材です。

キャベツ以外に低FODMAP食の野菜をあげます。**味海苔**、**タケノコ**、**もやし**、**ピーマン**、**ブロッコリー**（ブロッコリーの頭だけ食べるのがおすすめ）。ブロッコリーの頭にはFODMAPは含まれていませんが、ブロッコリーの茎（Stalk）の部分には、果糖（フルクトース）が過剰に含まれますので、ブロッコリー全体として1食にカップ半分までにとどめたほうがいいでしょう。

他に、**とうがらし**、**にんじん**、**チリ**、**キュウリ**、**ケール**、**レタス**、**オクラ**、**パースニップ**、**じゃがいも**、**ラディッシュ**、**トマト**、**ズッキーニ**、**かぼちゃ**、**ほうれんそう**です。これらには、すべてのFODMAPは過剰には含まれていません。すなわち、オリゴ糖も、乳糖（ラクトース）も、果糖（フルクトース）も、ポリオールも含まれていません。

◎ラム酒は避けたほうがいい、ウイスキーは安全

ラム酒は非常に愛好家が多く存在し、私もそのひとりです。ただ、ラムはサトウキビから作られたお酒で糖質のかたまりのようなお酒です。ラムには過剰な果糖（フルクトース）が含まれており、**お腹の調子がすぐれない人にとっては避けたほうがいいお酒**の代表です。

それに対して、**ウイスキー**にはすべてのFODMAPは含まれていません。すなわち、オリゴ糖も、乳糖（ラクトース）も、果糖（フルクトース）も、ポリオールも含まれていません。ですから、ほとんどの人は飲んでも問題がありません。

ただし、飲みすぎには注意です。なぜなら、**アルコールの飲みすぎは腸の動きを過敏にし、お腹の不快な症状を出すもとになる**からです。そして、酒を単独で飲むのではなく、なにか食べ物を食べながら飲むことをおすすめします。

アルコールで大丈夫なものは、**ビール、ジン、ウオッカ、ワイン**（赤、白　甘くないもの、デザートワインであるSticky〈スティッキー〉やポートワインなどは果糖〈フルク

トース〉が多いため避けたほうがよい)、**シャンパンを含むスパークリングワイン、日本酒**で、これらは問題ありません。

ただ、**ダイキリ、テキーラサンライズなど、ＦＯＤＭＡＰが豊富なフルーツを使ったカクテルには注意**してください。

◎トマトケチャップは避けるべき、マヨネーズは安全

トマト自体は低ＦＯＤＭＡＰ食ですが、**トマトケチャップ**はオリゴ糖(フルクタン)が豊富に含まれているため避けるべきです。またトマトケチャップには、果糖(フルクトース〉が多い**コーンシロップが添加されていることも多いので注意**です。

ほかに調味料で高ＦＯＤＭＡＰ(避けるべき)なものは、**はちみつ**(果糖〈フルクトース〉が多い)、**マーマレード**(果糖〈フルクトース〉が多い)、**ブルーベリージャム**(果糖〈フルクトース〉が多い。ジャム系には果糖〈フルクトース〉の多い甘いコーンシロップが添加されていることが多いので注意)、**パスタソース**(クリームパスタソースには乳糖〈ラクトース〉とオリゴ糖〈フルクタン〉が多いので避けるべき)です。

トマトベースのものでも、ガーリック（ニンニク）とオニオン（たまねぎ）が含まれているものに注意。このようなトマトベースのパスタソースには、オリゴ糖（ガラクトオリゴ糖：ＧＯＳ）が豊富に含まれています。パスタソースでは、クラシックなトマトのみのものか、オリーブオイルとチリ、バジルがおすすめです。**バルサミコ酢**は果糖（フルクトース）が多いので、テーブルスプーン小さじ1杯までにしてください。

日本人の好きな**わさび**も高ＦＯＤＭＡＰになります（ただし、わさびパウダーは問題なし）。お寿司はお米ですからお腹にやさしいのですが、わさびの量のつけすぎには注意してください。

マヨネーズは、低ＦＯＤＭＡＰ食です。通常のマヨネーズも、ローファットのマヨネーズもすべてのＦＯＤＭＡＰは含まれていません。すなわち、オリゴ糖も、乳糖（ラクトース）も、果糖（フルクトース）も、ポリオールも含まれていません。

低FODMAP食（大丈夫なもの）は、マヨネーズ、マスタード、ピーナッツバター、ミントソース、通常のトマトソース、チリパウダー、カレー粉（カレーやシチューのルーには小麦が含まれNG）、ターメリック、シナモンです。**醤油**は大豆から作られますが、製造過程で低FODMAPとなりますので醤油は問題ありません。

◎カシューナッツは避けるべき、ピーナッツは安全

カシューナッツには、オリゴ糖（ガラクトオリゴ糖：GOS）が豊富に含まれているので避けるべきです。**アーモンド**にもオリゴ糖（ガラクトオリゴ糖：GOS）が多めに含まれています。ただ1回10粒までなら大丈夫。1回20粒以上になるとガラクトオリゴ糖（GOS）によってお腹の症状が出る可能性がありますので注意です。

ナッツ類で注意なのは、カシューナッツの他、**ピスタチオ**（オリゴ糖〈ガラクトオリゴ糖：GOS〉が多い）です。**ヘーゼルナッツ**もオリゴ糖（ガラクトオリゴ糖：GOS）が多めなので、1回に20粒以上食べないようにしましょう。1回に10粒までならほとんどの人は耐性があります。

ピーナッツは低FODMAP食です。問題ないナッツ類には、**栗**、**マカダミアナッツ**、**かぼちゃの種**、**ひまわりの種**、**くるみ**があります。これらのものには、すべてのFODM

ＡＰは過剰には含まれていません。すなわち、オリゴ糖も、乳糖（ラクトース）も、果糖（フルクトース）も、ポリオールも含まれていません。

◎納豆は避けるべき、豆腐は問題なし

大豆は私たちにとって重要なタンパク源です。ただし、同じ大豆から作られた納豆と豆腐ではお腹に作用の仕方が違います。

「先生、私はいろいろな腸の健康本を読んで、『お腹にいいから』と書いてあるので、発酵食品の納豆やキムチ、ヨーグルト、食物繊維の多いアスパラガスなどを食べてきました。なのに、これらを食べると、かえってお腹がゴロゴロして下痢してガスが増えて調子が悪くなるのです」

このようなお悩み相談をたくさん受けてきました。ここまで読んできてくださったあなたならもうおわかりですね。**発酵食品には、一定の割合で副作用があるのです。**

納豆にはオリゴ糖（ガラクトオリゴ糖：ＧＯＳ）が豊富に含まれています。納豆やキムチのような発酵食品は、大腸の中でも発酵をすすめてしまうので、お腹の調子がふだんか

ら悪くない人には良いのですが、**お腹が普段から調子が悪い人にとっては避けるべき食品です（キムチ**にはオリゴ糖〈フルクタン〉が豊富に含まれるニンニクも含まれています）。

同じ大豆からできている**豆腐**ですが、製造の過程で低ＦＯＤＭＡＰとなりますので、すべてのＦＯＤＭＡＰは含まれていません。すなわち、オリゴ糖も、乳糖（ラクトース）も、果糖（フルクトース）も、ポリオールも含まれていません。したがって、通常の豆腐は問題ありません。

しかし、**絹ごし豆腐は、オリゴ糖（ガラクトオリゴ糖：ＧＯＳ）が豊富ですので避けたほうがいい**ものです。

豆乳は、乳製品の中では、低乳糖（低ラクトース）であるため、乳糖不耐症だけならば飲用しても大丈夫です。

ＳＩＢＯや過敏性腸症候群の人の中でも、ＦＯＤＭＡＰに対する耐性は個人差があり、乳糖（ラクトース）だけが合わない人もいます。そのような人は、豆乳は許容できる範囲内です（ガラクトオリゴ糖〈ＧＯＳ〉には耐性がある人）。

ただし、乳糖を食べても大丈夫だが、ガラクトオリゴ糖（GOS）に耐性がない人は豆乳は避けなければいけません。

豆乳（大豆から作られたもの：Milk, soy〈soy bean〉）には、ガラクトオリゴ糖（GOS）が豊富に含まれるので、SIBOや過敏性腸症候群の人は避けるべきなのです（大豆にはガラクトオリゴ糖〈GOS〉が豊富に含まれるから当然です）。

ただ、ソイ・プロテイン（大豆抽出物から作られたもの：Milk, soy〈soy protein〉）には、FODMAPの成分（ガラクトオリゴ糖〈GOS〉も、フルクタンもポリオールもラクトースも）は含まれていません。

つまり、**大豆からの豆乳は控えるべきで、大豆抽出物から作られたものを選ぶことが重要**です。

他に、**あずきやあずき製品**もオリゴ糖（ガラクトオリゴ糖：GOS）が豊富ですので避けるべきです。

◎フルーツジュースは、果物をよく選ぶ

〔避ける〕

梨は、過剰な果糖（フルクトース）と、ポリオール（ソルビトール）が含まれているので避けるべきです。

チェリーは、果糖（フルクトース）とポリオール（ソルビトール）が含まれているので避けるべきです。

グレープフルーツは、果糖は少ないものの、オリゴ糖（フルクタン）が過剰ですので避けるべきです。

ライチは、ポリオール（ソルビトール）が豊富ですので避けるべきです。

ネクタリンは、オリゴ糖（フルクタン）とポリオール（ソルビトール）が過剰なので避けるべきです。

プラムは、オリゴ糖（フルクタン）とポリオール（ソルビトール）が過剰なので避けるべきです。

マンゴーは、果糖（フルクトース）が過剰なので避けるべきです。

グアバの熟していないものは、果糖（フルクトース）が過剰です。しかし熟したグアバは低FODMAPになります。

〈**安全**〉

クランベリージュースは、低FODMAPの代表です。すべてのFODMAPは含まれていません。すなわち、オリゴ糖も、乳糖（ラクトース）も、果糖（フルクトース）も、ポリオールも過剰には含まれていません。

果物で低FODMAP食なものでは、**バナナ**、**ブルーベリー**、**みかん**、**ブドウ**、**キウイ**、**レモン**、**ライム**、**メロン（ハネジューメロン**、**マスクメロン**、**赤肉メロン）**、**オレンジ**、**パイナップル**、**ラズベリー**、**スターフルーツ**、**イチゴ**です。**ココナッツ**は、ポリオール（ソルビトール）がやや多めなので、1／2カップまでなら大丈夫です。

ただし、低FODMAPのフルーツから作られたジュースでも、注意すべきは果糖（フルクトース）が多く含まれた**コーンシロップ**（果糖ブドウ糖液糖〈異性化糖〉）が添加されていないかどうかです。

たとえば、みかんやオレンジは低FODMAP食ですが、オレンジジュースとなると、甘み付けのためにコーンシロップが混入されていたり、25~50%のオレンジジュース(real juice)でも、濃縮されることで果糖(フルクトース)が過剰になります。できるだけフルーツジュースは避けたほうが無難ですが、どうしても選ぶときには**レモンジュース、ライムジュース**が安全です。

一番安全な飲み物は**水**です。水に、安全な低FODMAPのフルーツの果汁をたらして飲むのが一番安全です。水にレモンやライムなどの低FODMAPフルーツをしぼって飲むのがおすすめです。

緑茶と水はいくら飲んでもかまいません。ただし、**コーヒー**は腸への刺激も考慮し、1日1杯までにしましょう。

◎チーズには、避けるものと安全なものがある

クリームチーズは、乳糖(ラクトース)が多めです。もし乳糖不耐症がある場合には、一度にたくさん食べることはおすすめできません。チーズでは、柔らかめのチーズは高F

ＯＤＭＡＰであることが多く、固めのチーズが低ＦＯＤＭＡＰである傾向があります。できるだけ固めのチーズを選ぶようにしましょう。

高ＦＯＤＭＡＰ傾向にあるチーズは、**カッテージチーズ、リコッタチーズ、ハルーミチーズ、ホエイチーズ、プロセスチーズ、ブルーチーズ**です。

チェダーチーズ、カマンベールチーズ、モッツアレラチーズ、ゴルゴンゾーラチーズ、パルメザンチーズ、バターチーズ、ブリーチーズ、スイスチーズ、シェーブルチーズ（ヤギのチーズ）は低ＦＯＤＭＡＰです。

乳製品で一般的に腸に良いと言われているのが**ヨーグルト**ですが、実は日本人の75％は乳糖不耐症であり、うまく乳糖を分解できません。乳糖は小腸で吸収しづらい糖質であるＦＯＤＭＡＰの代表です。**ＳＩＢＯや過敏性腸症候群の人が食べると、小腸に大量の水が引き込まれ下痢や腹痛、便秘の原因になりえます。**

ＳＩＢＯの人では、小腸で過剰に増えた細菌が乳糖をはじめとするＦＯＤＭＡＰを分解して、大量の水素ガスを発生させお腹の不調をもたらします。

ヨーグルトも万人の腸に良いものではないのです。ただ、過敏性腸症候群の人でもSIBOの人でも乳酸菌をはじめとする善玉菌を服用することは、症状の改善効果があることが多くの論文で確かめられています。

しかし、善玉菌をとろうと考えてヨーグルトなどの乳製品で腸に善玉菌を届けようとすると、問題が生じます。なぜなら乳製品にはFODMAPの乳糖が入っているからです。この乳糖が腸に悪さをしてしまうのです。

「ヨーグルト＝善玉菌」と思っている人が多いのですが、本当は**「ヨーグルト＝善玉菌＋乳糖」**なのです。善玉菌を腸に届けるのはいいこと。ただ、乳製品で善玉菌を腸に届けようとするとお腹の調子を崩しやすい**SIBOや過敏性腸症候群の人は、善玉菌を「乳糖を含まない錠剤」の形で腸に届けるのが安全**なのです。

要は乳酸菌などの善玉菌を腸にどうやって届けるか、善玉菌のデリバリーの方法（運搬手段）が重要なのです。

第6章

SIBOを治療する7つのステップ

世界で行われている7つのステップで、SIBOを治療する

SIBOは新しい概念で、世界中で研究が進んでいる分野です。治療法もまだ日々更新されているところです。

現段階でさまざまな医学論文で報告されている最新のものや、治療家によって効果が確認されている情報を説明いたします。

その概略を示します。

【第1ステップ】「SIBO食」を実行する

【第2ステップ】SIBOマッサージ

【第3ステップ】抗生物質を使う

さまざまな医学論文では、まず抗生物質を使うことが推奨されており、科学的なエビデンス（根拠）も医学論文で発表されてきています。まずは、小腸内で増えすぎたバクテリアの数を抗生物質で減らします。

【第４ステップ】腸管の運動促進剤を使う

ＳＩＢＯの原因のひとつは、小腸や大腸の運動が弱っていることです。消化管内の動きを保つために腸管運動促進剤を使うことで小腸の中に細菌が停滞したり、増えすぎたりすることを防ぎます。

【第５ステップ】小腸の中の細菌を飢えさせる～エレメンタルダイエット

これまでの治療で改善がない重症なＳＩＢＯの患者さんがとる選択肢のひとつが、成分栄養剤を使った治療です。小腸の中のバクテリアにエサを与えない食事法です。

【第６ステップ】天然由来の抗菌作用のある成分をとる

この世界には、人工的に合成された抗生物質ではないものの、抗菌作用のある天然の成分が存在します。特に植物は、外敵から自分の身を守るために抗菌作用のある成分を備えています。これを利用する方法です。

【第７ステップ】再発を防ぐ

ＳＩＢＯの治療のいちばん難しいところは、再発率が高いことです。いかにＳＩＢＯが戻ってこないようにするかが重要なのです。ストレスをうまく発散させ、小腸の動きを良くするために定期的な運動をし、生活を規則正しいものにすることも大切です。

それでは、各ステップの解説をいたします。

【第1ステップ】「SIBO食」を実行する

①低FODMAP食

SIBOを食事で治療したり、再発を予防したりするうえで一番大切なことは、**細菌が好んで食べる食品を避ける**ということです。

これは基本的にほとんどの炭水化物、とくに発酵性の炭水化物です。細菌が食べない唯一の炭水化物は不溶性食物繊維です。SIBOの治療と予防に使える食事法を「SIBO食」と呼びます。SIBO食とは、前述した「低FODMAP食」が基本になります。

抗生物質を使うだけでは、SIBOの再発率は4割を超えるため、**抗生物質だけに頼らずに、食事や生活習慣をがらっと変える**必要があります。

アメリカの食生活は、「悲しい食事」です。砂糖たっぷりの食事、ジュース、ピザ、シリアル、パスタ、パンなど単純な炭水化物中心の食事をすると、細菌は大喜びです。炭水化物を大食いしてどんどん増え、異常増殖を招きます。グルテンや体に悪い油など、腸に炎症を起こしやすい食品だらけです。

これがSADダイエット（Standard American Diet）です。皮肉にも「悲しい食事」とも読めますね。この現代人が食べている典型的なSADダイエットは、腸に最悪な状況をもたらします。

どれだけたくさんの人が朝にシリアルを食べ、昼にパンを食べ、さらにパスタを食べ、グルテンを食べているか。そのうえ、吸収しにくい大量の添加物。

そしていつでも仕事でストレスを抱え、忙しく動き回っている人もどれだけいるか。本来、体をひねったり回転したりすることで、曲がりくねった腸からガスが抜け排出されやすくなるのですが、現代人はいつも運動不足。そんな現代人は当然、腸に問題をかかえている人が増えています。その典型がSIBOなわけです。

では、SIBOにとって好ましいと考えられる「食事法」は、他にどんなものがあるでしょうか？

② ＳＣＤダイエット

ＳＣＤダイエットは、「特定炭水化物ダイエット」のこと。もともとセリアック病を治療するために考案された食事法です。ＳＣＤ食は75～84％の成功率を示すとされています。ＳＣＤでは、**二糖類と多糖類、ラクトース、スクロース、人口甘味量、加工肉食品、缶詰の果物と野菜、豆類、牛乳と乳製品、イモ類を避けます。**

ちなみに、２０１７年に低ＦＯＤＭＡＰ食とＳＣＤダイエットの効果について、過敏性腸症候群の患者さんにおいて、３ヶ月間行って比較検討した研究が発表されています。

これによると、お腹の不快な症状の緩和は低ＦＯＤＭＡＰ食で有意に症状を緩和させたのに対し、ＳＣＤダイエットでは効果はわずかにあるものの、統計学的に有意なほどの効果は見られませんでした。

栄養学的な問題点の有無を調べるためにビタミンＤや葉酸のチェックも行われましたが、低ＦＯＤＭＡＰ食ではＳＣＤ食と比べ、有意にビタミンＤと葉酸のレベルが高く保たれており、栄養学的にも問題がないことが報告されています。

ＳＣＤダイエットではニンニクを食べても良いとしていますが、ニンニクは発酵性の高糖質（フルクタン）を含むため、ＳＩＢＯの患者さんでは本来避けるべきものです。したがって、現段階では低ＦＯＤＭＡＰ食を選択するのがよいと思われます。

③ ＧＡＰＳダイエット

ＧＡＰＳとは「GUT AND Psychology Syndrome」の略、すなわち、「腸と心の症候群」のこと。ナターシャ・キャンベル・マクブライド医学博士が開発した食事療法です。**「すべての病気が腸に端を発している」**という考え方に基づいています。

キャンベル・マクブライド博士は、現代生活が腸内フローラにダメージを与えており、自閉症スペクトラムや統合失調症、てんかん、うつ病などさまざまな病気を引き起こしていると考えています。

ＧＡＰＳ食はＳＣＤ食に似ていますが、若干食べていいものと悪いものに差があります。ＧＡＰＳ食では、断食を行ったあと段階を経て食べていいものが増えていきます。

このダイエットでは、**デンプンや砂糖類、豆など消化しにくい食品を制限**するので、腸の炎症や発酵が抑えられる可能性がありますが、高ＦＯＤＭＡＰ食を除去していないので、多少の修飾が必要な印象があります。GAPS食では、気分の障害や行動に改善が見られる効果があるとうたっています。

詳しくは、キャンベル・マクブライド博士の著書の日本語訳も出ていますのでお読みください（『GAPS 腸と心の症候群 自閉症、統合運動障害、注意欠陥障害、難読症、注意欠陥・多動性障害、鬱病、統合失調症のための自然療法』出版社：Natural Healing Artists, Inc.）

④ シダーズ・サイナイ・ダイエット

アメリカのシダーズ・サイナイ医療センターのマーク・ピメンテル博士が考案した食事法です。シダーズ・サイナイ・ダイエットの要点は、以下のとおりです。

- **豆類を制限する**
- **乳製品を避ける**
- **果物は控えめに食べる**
- **糖質が少ない野菜を食べる**
- **マンニトール、ソルビトール、スクラロース、コーンシロップなどの甘味料を避ける**

・１日８杯の水を飲む
・肉や魚、鶏肉や鶏卵などのタンパク質を、自分の体に合った量だけとる
・炭酸飲料を避ける
・腸管運動促進剤を以上の食事に加え、しょっちゅう物を口にしないようにして、腸のおそうじ運動（ＭＭＣ）を保つようにする

シダーズ・サイナイ・ダイエットは、かなり低ＦＯＤＭＡＰ食に近いものです（興味のある方は、マーク・ピメンテル博士の著書をご参照ください）。

以上の４つの食事法を紹介しましたが、多少の差異はあるものの、かなり共通点があるのがおわかりになったと思います。

つまり**「発酵性の糖質を避けること。消化の難しい糖質は避け、細菌のエサにならないような食物をとり、細菌の増殖を防ぐ」**というものです。

脂質は細菌によって代謝されてガスを発生させることがないため、糖質の代わりの栄養源として有望です。

つまり、**低炭水化物、低繊維食が基本**となります。「ＳＩＢＯ食」とは、低ＦＯＤＭＡＰ食とほぼ同義と考えてよいでしょう。

低ＦＯＤＭＡＰ食は、その効果を支持する論文が世界中から報告されており、いちばん科学的根拠も多く、前述のように栄養障害も起こらないことがわかっており、安心して実践できる食事法と言えます。

ＳＩＢＯと診断されたらすぐに、低ＦＯＤＭＡＰ食を開始しましょう。低ＦＯＤＭＡＰ食で改善がないときは、糖質全体の制限が必要となります。

【第2ステップ】ＳＩＢＯマッサージ

前述したように、ＳＩＢＯの原因のひとつは〝バウヒン弁の機能不全〟です。これらを改善するものが「**ＳＩＢＯマッサージ**」です。

１７５ページの図Ａにあるとおり、盲腸やバウヒン弁、虫垂が存在する場所を探します。この場所（★）に右手を置き、左手を用いて、『**J**』の字のように小腸をもみます。朝起きてからと寝る前によくマッサージしましょう。

特に、夜私たちが寝ている間によく小腸は動き、小腸内の細菌や食べ物を大腸に送る運

SIBOマッサージ

［図A］ 小腸（バウヒン弁）のマッサージ

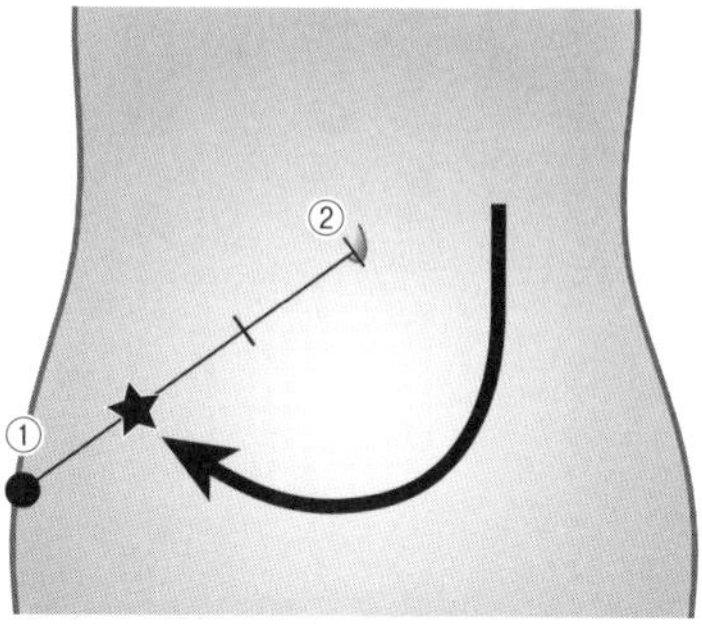

① 腰の骨（腸骨）の出っ張っているところ（上前腸骨刺）を探す
② ①の地点から、おへそまで直線を引く
③ その線を三等分して、一番外側の点（★印）を探す（★の部分が、虫垂がある場所）
④ ★の場所に右手を置き、左手の人差し指、中指、薬指、小指の４本を使って、おへその上のほうから★に向けて、「J」の字を書くようにマッサージする

［図B］ 大腸のマッサージ

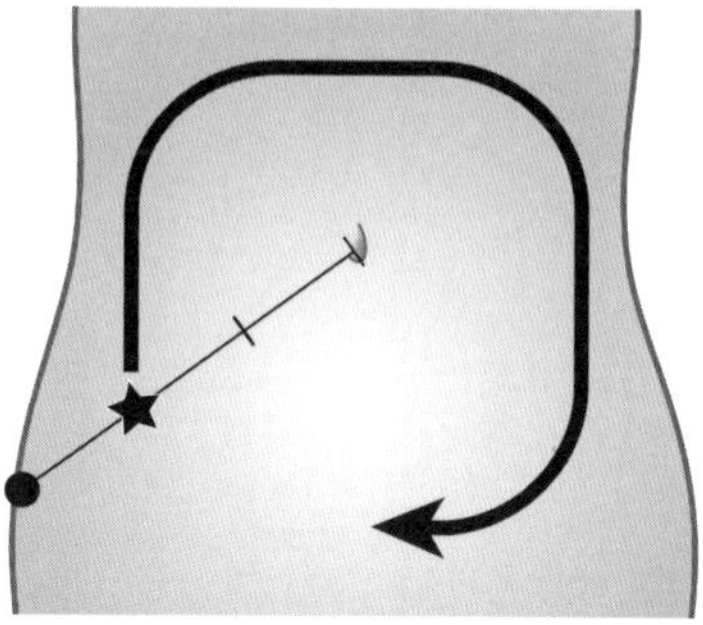

★の位置から、図のように大きく、「の」の字を書くように、やさしくマッサージする

A→Bのマッサージを、朝起きたときと、寝る前に各5回行う。マッサージは、市販の軟らかいボールを使って行うのもよい

動をしています。この夜間のハウスキーピング作用（おそうじ作用）がうまく働くことをイメージしながらマッサージしましょう。

人間の体は「意図を持って運動すると運動の効果が高まる」ことがわかっています。ある研究によると、ホテルの清掃員に「この仕事は健康に良い効果があるのだ」と意識させて仕事をさせたグループでは、ただ意識せずに仕事をさせていた清掃員のグループよりも健康改善効果があったことが報告されています。イメージが大切なのです。

「慢性便秘症診療ガイドライン２０１７」にも述べられていますが、１日15分、週５回の腹壁マッサージが、慢性便秘の症状の改善に有効であるという無作為割り付け試験の結果も報告されています。

腹壁マッサージは、腸を傷つけないように愛護的に行えば副作用もなく、自分でかんたんにできるため、すすめられる治療であるとガイドラインでも述べています。

慣れてきたら、バウヒン弁を見つけてみましょう。

右上前腸骨棘からおへそに補助線を引き、その線を３等分します。

外側3分の1の部位から腹部の奥に向かってゆっくり指を滑り込ませてみましょう。深層に達すると、この触診点から0.5～1㎝以内の部位でヘーゼルナッツ大の柔らかな塊に触れます。これがバウヒン弁です。

このバウヒン弁の働きを良くするために、この部分を振動させたり、押したり離したり（リバウンド）させたりして刺激を与え、バウヒン弁の可動性を高め血行を改善します。

次に**大腸のマッサージです**（図B）。『**の**』の字に、盲腸から上行結腸→横行結腸→下行結腸→S状結腸→直腸と走行をイメージしながらマッサージします。これによって、小腸に過剰に溜まったガスが抜けやすくなります。

また、**腹筋トレーニング**をしましょう。腸や腸を支える周辺の筋肉を鍛えることで、ぜん動運動が良くなり、便を押し出す排便する力が強くなり、腸の調子が良くなります。

高齢になると便秘の人が増えるのは、このような筋肉が弱くなるからなのです。これらのマッサージと筋トレにより、残便感は減り、スッキリと排便できるようになります。

骨盤底筋群のストレッチ

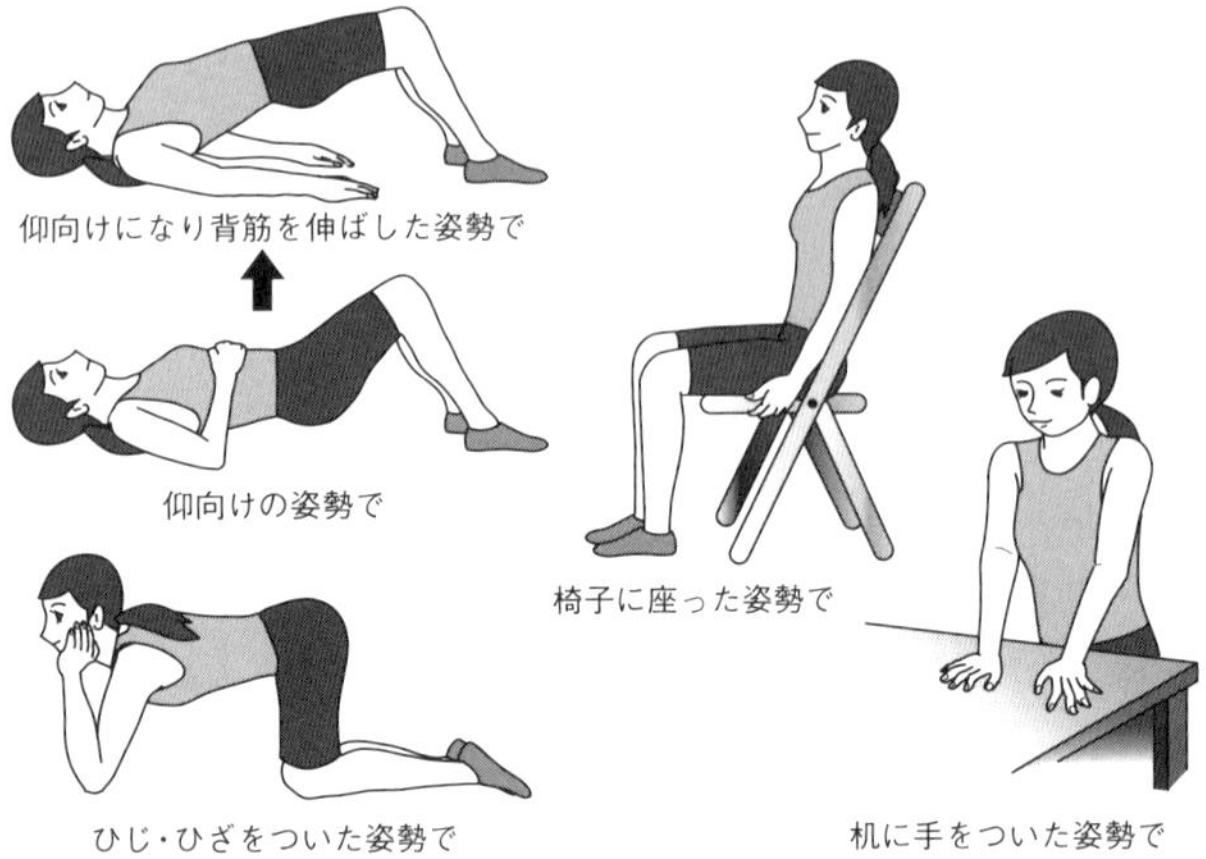

足を肩幅程度に開いて、肛門の周りの筋肉を5秒間強く締め、次に緩める。この運動を5つの姿勢で、20回ずつ繰り返し、朝・昼・夕・就寝前の4回に分けて毎日行うのが理想的

特に便秘の人は上のイラストのように骨盤の底にある筋肉トレーニングをすることで便を押し出す力が増し、便秘に効果がありますので試してみましょう。

「骨盤底筋群」とは、肛門を開いたり閉めたりする肛門括約筋を含んだ筋肉の集まりです。この筋肉がスムーズに動かないと、便秘になったり、女性では尿もれや頻尿の原因になります。

この骨盤底筋群をストレッチすると、便秘や尿漏れにも効果があります。

【第3ステップ】抗生物質を使う

抗生物質が、近代で医学上の最大級の革新であったことは、誰もが否定できない事実です。多くの伝染性疾患を根絶する助けとなり、人類がこれだけ長寿になるのを助けました。現在でも毎日たくさんの人命を救っています。

しかし、SIBOに「抗生物質を使う」というと、読者のあなたが首をひねるのが目に浮かびます。というのも腸内細菌の住む環境、すなわち腸内フローラを乱すものの代表が抗生物質だとされているからです。「抗生物質＝悪」と一般的にとらえられています。

抗生物質を使うと、体に害を起こしている細菌（食中毒を起こしている細菌など）を殺すことはできますが、同時に体に良い働きをしている善玉菌まで殺してしまうことがあるからです。

SIBOの治療に抗生物質が使われることは皮肉なことです。なぜなら、抗生物質はSIBOを起こす主要な原因のひとつなのですから。

しかし、**SIBOの患者さんでは、小腸で異常に細菌の数が増えています**。**その数を抗生物質で減らすことは有効である**という報告がされており、主に米国を含む海外で治療として行われています。特にＳＩＢＯ食だけで改善しないＳＩＢＯの人が適応です。

ただ、抗生物質にもさまざまな種類があります。望ましいのは、腸のパイプの中の細菌だけを選択的に殺してくれる抗生物質です。

ふつう抗生物質というのは、口から飲んで腸で吸収され、血液の流れに乗り、肺炎の患者さんならば肺の組織によく移行してくれる抗生物質が望ましいものです。髄膜炎の患者さんなら、口から抗生物質を飲んで、それが腸で吸収されて血液の流れに乗り、炎症を起こしている脳を包んでいる髄膜に届くようにデザインされています。

しかし、ＳＩＢＯの患者さんに使うべき抗生物質は、小腸で増えすぎたバクテリアだけに効いてくれ、できるだけ血液に吸収されないで他の臓器に影響を与えないものが求められるのです。

血液の流れに乗ってしまう抗生物質では、他の臓器に副作用が出やすいからです。また、ＳＩＢＯの場合、嫌気性菌と好気性菌の両方に広く効果のある抗生物質が望ましいとされています。

そのように、**血液の中に吸収されない難吸収性で、腸管の中の細菌だけ（特にSIBOで増える発酵菌種）を殺菌してくれる抗生物質、それが「リファキシミン（商品名：リフキシマ）」という抗生物質**です。ちょうど、消化管というパイプの中だけをきれいにする「パイプ・ウオッシュ」のようなものだとお考えください。水道管のパイプが詰まったときに流すアレです。

このリファキシミンは、もともと肝臓が悪く、アンモニアが血液で高くなって意識障害（肝性脳症）を起こす肝硬変の患者さんに使う薬として、日本でも保険適応になっています。なぜなら、腸内細菌がこの有害なアンモニアを作り出すもととなるので、腸内細菌を減らすことでアンモニアの上昇を抑え、昏睡状態になるのを防ぐ治療が有効だからです。

リファキシミンは、消化管でほとんど吸収されないというデメリットとも思える性質を利用して、腸管だけをきれいにしてくれます。リファキシミンは、細菌のRNAの合成を阻害することで作用を発揮します。グラム陽性菌およびグラム陰性菌に対して幅広い抗菌作用を持ち、特に腸管内の嫌気性細菌に強い殺菌作用を持ちます。

難吸収性抗菌薬の中でも腸管からの吸収率が0.4未満と突出して少なく、リファキシミンの添付文書にも「96・62％が糞便中から未変化体として回収された」とあります。副作用も便秘が2.5％、下痢が1.3％といった軽度な程度しか報告されていません。

他にもネオマイシンやメトロニダゾールなどを併用することもありますが、こちらは血液中により吸収されるという違いがあります。

そして、リファキシミンとメトロニダゾールでその効果を比較した検討によると、ＳＩＢＯの呼気試験での正常化率が、リファキシミンのほうで有意に高かったことが報告されています。

ＳＩＢＯ食だけで改善がないＳＩＢＯの患者さんの治療では、このリファキシミンらによって、まず小腸で過剰に増えたバクテリアの量を減らします。多くの場合、この抗生物質による治療は10日〜14日間行われています。毎月５〜10日間、耐性菌の発生を予防するために、抗生物質の種類を変更して投与する方法がよいとする論文もあります。

乳酸菌などの善玉菌をプロバイオティクスとしてとることは、ＳＩＢＯにとって望ましいことですが、小腸でバクテリアが過剰に増えた状態のままで善玉菌の入った食物を食べたり飲んだりしたところで、小腸のバクテリアをさらに投与しているようなもので、焼け石に水になります。

乳酸菌製剤などをとる場合には、まず抗生物質によって小腸の菌数を減らしたあとにしてください。その後であれば、乳酸菌などの善玉菌などもうまく生着し、整腸作用を効果的に発揮してくれます。

そのようにして使えば、**善玉菌をとるプロバイオティクスは、SIBOの治療の選択肢として有望**だと考えられてきています。

抗生物質は体の中の健康な細菌も、害のある細菌も区別はできません。抗生物質をとれば、悪玉菌も善玉菌も殺すことになります。したがって**抗生物質を飲んだあとに善玉菌を補給することには意味があります**。

日本ではまだ医療界におけるSIBOの認識が低く、保険適応になっていません。このため、SIBOの治療には自費診療で使用されていますが、非常に有効な例を経験します。特に、逆流性食道炎で胃酸を抑える薬を飲んでいるのに、胸焼けやゲップなどがひどいSIBOの方には有効です。

そして、抗生物質を服用終了してから14日後に、水素とメタンの呼気試験を受け、効果を確認するようにしてください。

最近、ＳＩＢＯに対するこの抗生物質の有効性が多くの論文で報告されています。抗生物質はＳＩＢＯの治療に対し、60〜80％の効果があるとされています。

興味深いことに、**ＳＩＢＯに使うリファキシミンは、ＳＩＢＯだけではなく、過敏性腸症候群にも有効**なのです。これは、前述したようにＳＩＢＯと過敏性腸症候群が関連しあった病気であり、その大部分がオーバーラップしており、ＳＩＢＯが過敏性腸症候群の先行疾患である可能性を反映しています。米国では、２０１５年5月に、ＦＤＡが過敏性腸症候群に対して、リファキシミンの1日3回14日間の使用を承認しています。

ただ、このような抗生物質の投与は、１クールだけでは完全に治癒することが難しいことも多く、薬剤を調節したり変更しながら、４クールほど繰り返すこともあります。抗生物質に対して耐性菌が出現することを避けるために、抗生物質をローテーションして用いることが推奨されています。

また、リファキシミンは、１２００ｍｇ／日よりも、１６００ｍｇ／日のほうが有効であるという報告もあります。

ただ、**長期的なSIBOの治療効率を見ると、必ずしも結果は良くありません。複数の研究によると、再発が多く、すべての患者さんの半数が、1年以内に再発している**というのです。リファキシミンによる治療成功後、3、6、9ヶ月の再発率は、それぞれ13%、28%、44%に見られました。再発は高齢者に多いほか、虫垂を切除したことがある人、継続してPPIという胃薬を飲んでいる人で多いと報告されています。

したがって、**抗生物質だけに頼ることなく、SIBOをさまざまな点から再発させないような食事、運動、マッサージやストレスケアなどをしていく必要がある**のです。

抗生物質はSIBOを改善しますが、SIBOの原因そのものを取り去ってくれるわけではありません。次項で述べますが、腸管運動促進剤なども使っていく必要があります。

【第4ステップ】腸管運動促進剤を使う

SIBOの治療をするうえで、腸の運動性を改善すること、そしてそれを保ち続けるということは非常に重要です。消化管の中のものが、ちゃんと移動するかどうかが重要なのです。食物が消化管に滞在する時間が長いほど、細菌はそれをエサにして、増殖を起こすからです。

前述したように、**SIBOの大きな原因のひとつが、小腸の運動力の低下**です。小腸には、胃から運ばれた食べ物を次の大腸に送る役目があります。口から肛門に向けて、下へ下へと運んでいくのが消化管の役割です。この小腸の動きの速いリズミカルな運動のことを、「MMC」（伝播性消化管収縮運動：Migrating Motor complex）と呼びます。

またこのMMCが起こると、胃液や胆汁、膵液などの分泌が増え、これらの分泌も細菌の増殖が溜まるのを一掃してくれる効果があります。

同時に、腸の粘液層は細菌をトラップしてくれています。粘液層に分泌されている消化管の抗体（免疫グロブリン）であるIgAは、細菌増殖防止に大きな役割を持っています。

腸の粘液は、腸へ行く血液量を増やすと増えてくれます。**腸へ行く血液量を増やすためには、お腹をあたためる**ことです。お腹を湯たんぽやカイロ、ブランケットであたためるようにし、冷やさないように心がけましょう。

MMCと呼ばれる運動には、胃から始まるものと、十二指腸から始まるものがあります。

前者は、胃の中心部分の胃体部というところから始まり、大腸に到達するまで小腸の中をさざなみが伝わるように伝播していきます。

もうひとつは、十二指腸から始まり、大腸のバウヒン弁にまで達するものです。ともに小腸の中までしか伝わらず、大腸の中には行かないことが特徴です。

このMMCという消化管の収縮によって、**胃や小腸の中の食べ物やバクテリアを大腸のほうまで洗い流していく**のです。

◇MMCを改善するにはどうしたらいいか？

MMCは、人がしばらく食べ物を口にしないときに起こります。未消化の食物をすべて出してしまおうという、ハウスキーパー（おそうじ運動）としての役割があるためです。

特に副交感神経が有意になる就寝中にMMCは活発に起こります。

それに対し、ぜん動運動は人が食事をしたときに起こります。ぜん動運動は食物を移動させる働きがあるためです。

MMCが起こるのは、食物を食べなくなってから2時間ほど経ってからです。つまり、**小腸の動きを良くしたいならば、間食を止めるべき**だということ。1日中物を口にしていると、小腸の動きがさまたげられ、中断してしまうのです。
つまり**食べ物が常に口に入ってくると、それを処理するためのぜん動運動は働くものの、おそうじ運動（ＭＭＣ）ができません。**

たとえば、24時間営業のレストランが、そうじができなくなり、汚くなってしまうようなものです。客が入ってくると、そのたびにそうじがストップして妨げられるからです。人間の小腸のおそうじ運動も、食事が入ってくると、妨害され小腸の中に食べ物が停滞するのです。

ＭＭＣが始まるためには、食事が終わってから2時間がかかります。胃が空になると十二指腸からモチリンというホルモンが周期的に分泌され、モチリンは消化管の筋肉の収縮を起こします。そして、ＭＭＣが胃や十二指腸で始まり、大腸の入り口で止まるまでの全段階が終わるまで1時間45分かかります。この間に食事が入ってきてしまうと、ＭＭＣが止まってしまいます。

少なくとも、３時間45分は食事の間をとるようにしましょう。そうです。**何も食べない時間を作ることが、ＳＩＢＯを撃退し小腸を健康に保つためには必要**なのです。特に夕食と朝食の間には間食をしないようにすることが、小腸の健康を保つためには大切です。

それから、このMMCの働きは睡眠のサイクルと強く関係すると言われています。診療していると、**睡眠不足の人にSIBOが多い**ことがわかります。

また、消化管の動きを弱めてしまうベンゾジアゼピン系の睡眠薬、麻薬系の痛み止めなどの薬剤は減量し、可能なら中止することが大切です。

特に、お腹の不調がなかなか治らないと、医師によっては安易に抗うつ剤や抗精神薬を使いますが、これは消化管の動きを悪くするためSIBOをかえって悪化させてしまいます。抗うつ剤を使う前に、SIBOを疑って検査や対策をすることが大切なのです。

最近、お腹が「グー」と鳴っていますか？ 鳴っていない人は小腸の運動力が落ちている可能性があり、要注意です。

前述したような胃酸を強く抑える胃薬（酸分泌抑制剤）は、SIBOの発症に影響を与えているという報告も見られる一方、影響はないという論文もあり、いまだ統一された見解は見られません。

ただ、実際、症例によっては、胃酸の薬を調節することでガスやゲップなどの改善が見られる人もいるので、ＳＩＢＯを熟知した医師とよく相談しながら調節することが大切です。

また、ＳＩＢＯの患者さんでは、小腸に細菌だけではなく、カビ（真菌）も過剰増殖することも知られています。これを、「小腸内真菌症（small intestinal fungal overgrowth：ＳＩＦＯ）」と呼びます。ＳＩＢＯの約半数にＳＩＦＯが見られます。ＳＩＦＯは、主にカンジダというカビによって引き起こされており、53％（１５０人の患者中80人）が腸管の運動低下を持っており、43％（１５０人の患者中65人）がＰＰＩという胃酸分泌抑制剤を使っていたという報告もあります。カンジダのエサとなる糖質をしっかり控えることが大切です。私も必ずカビの有無を調べています。

◇ほかのＭＭＣの検査

前述しましたが、抗Ｃｄｔ抗体と、抗ビンキュリン抗体を血液で調べる方法があります。この２つの抗体があるということは、ＭＭＣの機能が落ちている可能性があります。

◇MMCを刺激する方法

SIBOの治療（通常の抗生物質、もしくは植物由来の抗生物質による治療や成分栄養による治療）が終了したら、**腸管運動促進剤を服用し始め、MMCを刺激する**ことをおすすめします。

医学の世界では、腸管運動を改善することができる薬剤が存在します。そのひとつが、エリスロマイシンです。これは日本でも慢性副鼻腔炎などに使われている抗生物質ですが、わずかな量でMMCを刺激できる腸管運動促進剤として非常に効果的です。MMCは夜、空腹時によく起こるので就寝前に服用します。少量持続服用が有効です。

他にも消化管運動を高める薬剤として、ガスモチン、アコファイド、大建中湯などの薬があります。

【第5ステップ】小腸の中の細菌を飢えさせる～エレメンタルダイエット

低FODMAP食や抗生物質を試しても改善しない場合、別のアプローチがあります。それが、「**成分栄養**」という方法です。エレメンタルダイエットやリセットダイエットとも呼ばれることもあります。

細菌も私たちと同じく、栄養分を食べなくては生きていけません。小腸内の細菌は、私たちが食べる炭水化物の一部をエサとしています。特に発酵しやすい発酵性の糖質は、腸内細菌のエサになっているのです。そんな発酵性の糖質がＦＯＤＭＡＰという糖質でした。

ふつうの腸内であれば、ＦＯＤＭＡＰを食べても問題は起きませんが、小腸内で細菌が過剰に増えすぎているＳＩＢＯの患者さんが食べると、腸内細菌はそれらを食べ放題となり、異常な増殖が止まらなくなり、過剰なガスを発生させるのです。

また細菌が過剰に繁殖すれば、ＳＩＢＯにつながり、腸に穴があくリーキーガット症候群にもなっていきます。

しかし、**「成分栄養剤（エレメンタルダイエット）」を飲むと、細菌がそれを食べる前にすみやかに小腸から血液中に吸収されてしまうので、細菌に利用されるスキを与えない**のです。これによって食べるものがなくなった細菌は、飢えて死んでしまうということになります。

成分栄養剤は、アミノ酸を中心とした消化をほとんど必要としない成分で作られた、吸収のきわめてよい栄養剤です。もともとは米国で宇宙食（宇宙ではゴミ〈排泄物〉を減らし、しっかり栄養がとれることが重要）として開発されたものです。

ＳＩＢＯに対する成分栄養療法には、科学的根拠を示す論文も出ています。これによると、14日間の成分栄養療法を行うことによって、ラクツロース呼気試験で診断されたＳＩＢＯと過敏性腸症候群の93人の患者中、75人（80％）の患者さんの水素呼気試験が正常化し、21日間まで続けた患者さんも加えると、79人（85％）の患者さんが水素呼気試験が正常化しています。

また検査が陰性になるだけではなく、腹部の症状も改善することもわかりました。

ＳＩＢＯの治療において抗生物質が40％程度の効果に比較すると、**80～85％の効果を持つとされる成分栄養は、ＳＩＢＯの有望な選択のひとつ**になります。

成分栄養によって腸を休めることで、ＳＩＢＯの背景にある症状も緩和でき、ＳＩＢＯの再発率を下げる可能性もあります。

この研究では、米国の製薬会社ノバルティスが製造している成分栄養剤「Vivonex Plus」を使用しています。その効果が研究で効果ありと確認されたものであり、安心して服用できます。

日本では**「エレンタール」**（写真）という名前の栄養剤で成分栄養が行われています。近年このエレンタールが、ＳＩＢＯに治療効果があるという論文が出ています。このエレンタールは、ふつうの臨床経験を持った消化器内科医であれば、誰もが使用したことがあるくらい普及した成分栄養剤です。私もこれまで、かなりクローン病患者さんの治療に使用してきました。「Vivonex Plus」の技術導入をし、日本で製造されたものがエレンタールであり、「Vivonex Plus」と同じものと考えてください。

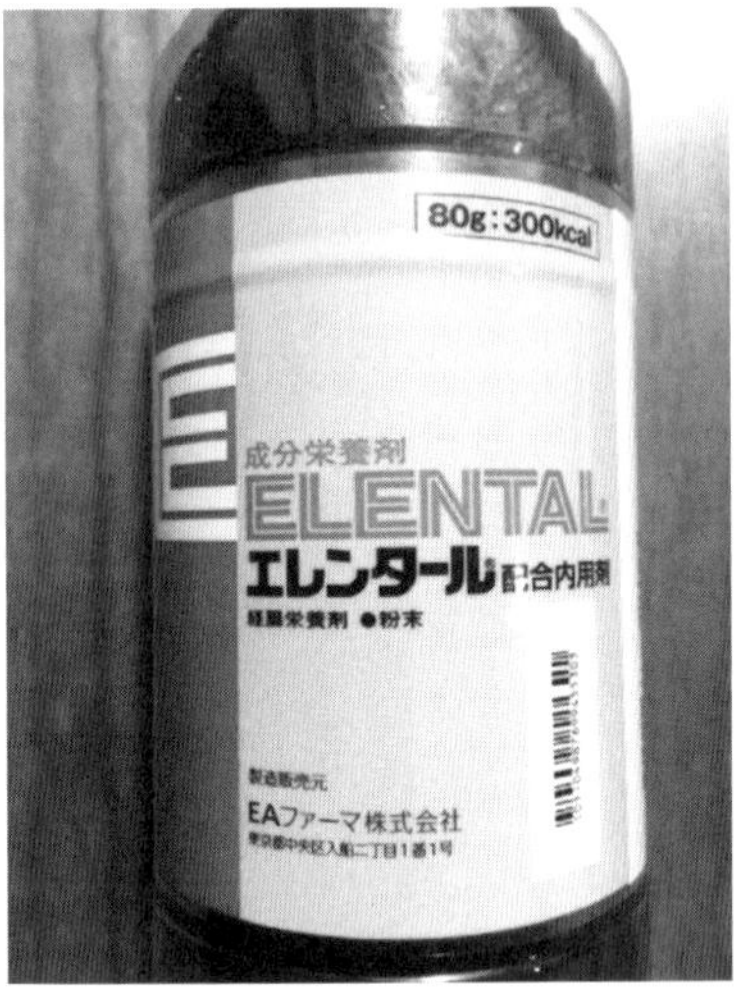

　日本では、消化管に重い炎症を起こしているクローン病の患者さんによく使用されますし、もちろんクローン病では保険適応になっている成分栄養剤です。

　コーヒー味や青リンゴ味、ヨーグルト味が人気のフレーバーとして用意されており、これで味付けすることで「Vivonex Plus」よりもおいしく飲むことができます

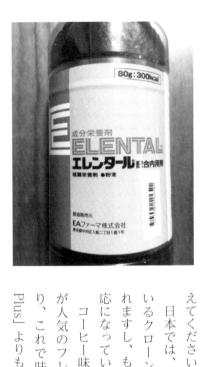

（他にもオレンジ味、パイナップル味、グレープフルーツ味、さっぱり梅味などのフレーバーがあり、私はコーヒー味が一番口に合いました）。

ＳＩＢＯの患者さんに成分栄養を使う理由は、**「小腸内の細菌を飢えさせ全滅させること」**です。人間の体まで飢えないように、消化しやすい栄養を含んだ特別の液体の成分栄養剤をとるのです。

この栄養は、すみやかに体で吸収されてしまうため、細菌はそれをエサにして増殖できません。通常の食物を食べずに、２週間ほど成分栄養を行うことで腸が治癒し始めるのです。

ただ、注意すべきは、**抗生剤を使用するときには、同時にこの成分栄養は使用しないほうがいい**ことです。なぜなら、細菌は活動性が高いときほど、抗生物質を自分の体内に取り込む傾向があるからです。

細菌はエサを食べて、元気に動き回っているときほど、抗生物質をよく取り込みます。結果として抗生物質を取り込んで死にます。ですから、**抗生物質を使っている期間は、逆**

に細菌を飢えさせないほうがいいのです。

これを裏づける興味深い研究があります。ピロリ菌に対する抗体を検診で調べたことがある人は多いと思います。ピロリ菌に感染していると、人間の血液の中では「抗ヘリコバクター・ピロリIgG抗体」という抗体ができます。

検診でピロリ菌に感染しているかどうかを調べるときには、このピロリ菌のIgG抗体が血液中にあるかどうかで判定しているのです。そして、注意すべきはこの抗体が多い人ほど、胃がんになりやすいことです。

ただ悪いことばかりではないのです。実はこの抗体が高い人ほど、ピロリ菌の除菌療法がうまくいきやすく、成功しやすいことがわかっているのです。

なぜなら、この抗体が高い人ほどピロリ菌の活動性が高い。そして活動性が高いピロリ菌ほど抗生物質を取り込みやすいため、容易に死滅するからです。

成分栄養を行うと、小腸の中の細菌はエサを失い、元気がなくなり、活動性が下がります。すると、せっかく抗生物質を投与してもそれを細菌が取り込まなくなり、結果的に抗生物質の効果が薄れてしまう可能性があるのです。

このように、成分栄養療法は、抗生物質を服用する時期には併用せず、その前、もしくはあとに別に行うようにしたほうがいいということです。

◇どのような人が成分栄養をすべきか

通常または植物由来の抗生物質を服用したが、あまり効果がなかった場合。

抗生物質にアレルギーがあり使用できない場合。

SIBOが重篤な場合（水素ガスやメタンガスが、呼気試験のいずれかの時点で80を超える場合）。

異常なるいそう（やせ）や栄養障害がない場合（もしすでに体重がかなり落ちている場合はやめたほうがよい）。

SIBOとともに、クローン病や過敏性腸症候群などを合併している場合。

◇成分栄養の量と治療法

成分栄養剤「Vivonex Plus」では、1日6～8包を使います（6包で1800キロカロリー。1包が300キロカロリー）。

成分栄養剤エレンタールでは、1日6～8本を使います（6本で1800キロカロリー。1本が300キロカロリー）。

どれだけ成分栄養剤を使うかは、あなたの日常の活動量や必要に応じて変更して大丈夫。ただし、14日間は使用を続けなくてはなりません。

もしこの間、どうしても通常の食事がしたくなった場合には、低FODMAP食の表（143～145ページ参照）のものからごく少量にしてください。

成分栄養剤14日間（1クール）の服用が終わったら、消化管運動促進剤や天然の抗生物質などを使用していくといいでしょう。14日間、成分栄養剤のみの食事にすることによって、**人によっては「ダイオフ」という一種の好転反応が出る人がいます。**

細菌が死ぬときにその毒素が出ることで頭痛やだるさ、お腹の張りや腹痛が出ることがあるのです。4～8日目あたりにひどい人が多いので、この頃は心しておきましょう。**毒**

素を十分に尿から排出するために、水分をしっかりとることが大切です。特に便秘気味の人は、硬水を選びましょう。カルシウムやマグネシウムを多く含む硬水は、腸の中で水分を放出させ便秘に良い効果をもたらします。

成分栄養が終わったあとは、その効果を見るために必ず水素ガスとメタンガスの呼気試験を受けるようにしましょう。この時点で水素ガスやメタンガスが陰性となれば成功です。もし陰性にならない場合には、この成分栄養を2クール追加することもあります。

成分栄養を行っている間はダイオフ反応のためにだるさが出たり、通常の食事をとらないため、家族のサポートを受けながら、仕事を軽くするか休み、お腹をよくマッサージしたり、お腹は毛布などであたため、服やベルトできつくしめすぎないように注意してください。

これまで小腸の中の細菌を減らすために、抗生物質、成分栄養の方法を説明してきました。

ただ、前述したように、大腸内視鏡前に飲む腸管洗浄剤でお腹の調子が良くなる人が存在し、論文では腸管洗浄剤で小腸内の細菌の数が大幅に減少することが示されていることをお話ししました。

私は、このような腸管洗浄によって小腸内の細菌数をいちど減らし「リセット」するような方法も、治療法として臨床応用されてもいいのではないかと考えています。もちろん腸管洗浄液は、大腸がんがあって腸が細くなってしまっている（狭窄）人では禁忌ですので、医師と相談したうえですることが重要です。


その他、**お腹の中でガスを作り出す細菌を口から入れない**ことも大切です。

そのために有効なのが、**食前の歯磨き**です。

実は**口の中、歯と歯の間にはたくさんの細菌が潜んでいます**。この細菌の中には、たくさんの水素やメタンを産生するタイプの菌が存在します。

食事をする前にも歯磨きやうがいをして、食事といっしょに菌を飲み込まないようにすることでガスを減らすことができます。入れ歯の人は入れ歯にも細菌がいるので、よく洗うことが必須です。

お腹の張りやガスでお悩みの人は、ぜひ試してみましょう。

最近、大腸がん患者の大腸内で効率に発見される「フソバクテリウム・ヌクレアタム」

という細菌があります。この細菌は、口の中に存在する口腔内常在菌であり、口の中の菌と大腸の中の種類（相同性と言う）を調べたところ、同じものでした。

口の中の細菌と大腸の健康とは大きく関係している可能性が高いのです。**口腔内を清潔に保つことは、小腸の健康を保つために重要**なのです。

また、消化を促進する酵素を含んだ薬が一般診療でも使われているので、医師から適切な消化剤を処方してもらうのもよいとされています。

【第6ステップ】天然由来の抗菌作用のある成分をとる

前述したとおり、合成された医療現場で使う抗生物質は、SIBOの治療には有効です。しかし、再発率が高いこと、副作用の問題、耐性菌が生じるなどの問題があります。もともと、抗生物質とは微生物が産生する物質でした。それを人間が同じような効果をもたらす抗生物質を化学的に合成し始めたのです。

1928年にアレクサンダー・フレミングが、ペニシリンを発見しました。彼はブドウ球菌を培養中に、微生物であるカビの胞子がペトリ皿に落ち、カビの周囲のブドウ球菌が溶解しているのに気づきました。

このことにヒントを得て、彼はアオカビを液体培地に培養し、その培養液をろ過したろ液に、この抗菌物質が含まれていることを実験で確認し、アオカビの属名であるPenicilliumにちなんでペニシリンと名付けたのです。

この功績で、第二次大戦おいて多くの戦傷兵が助かり、彼は1945年にノーベル生理学医学賞を受賞したのです。

このあと、微生物が作り出す抗生物質と同様の働きをするような物質を、人間が化学的に合成して薬として使い始めたのです。

しかし、人間は抗生物質が使われるずっと昔、細菌というものが発見される前から**「体を治す天然の薬」として食物を利用してきました。**

その例のひとつが**「ニンニク」**です。遅くとも紀元前数千年前から、ニンニクには病気を治す薬効があるとされてきました。

現代では、**ニンニクには自然な抗菌作用を持つことがわかっています。それればかりかニンニクは、「天然の抗がん剤」として認定されています。**

アメリカの国立がん研究所が発表している**「デザイナーズフーズピラミッド」**というものがあります。がんを予防しうる食品を列挙したものです。そのトップがなんと、ニンニクなのです（２０４ページの図）。

ニンニクが天然の抗菌作用を持つように、さまざまな食品に細菌を抑える効果の期待される食品が存在します。そのような食品を利用するのです。

他にも、**ブロッコリースプラウト**にも天然の抗生物質の作用があります。ブロッコリースプラウトには、「スルフォラファン」という成分が含まれています。

このスルフォラファンは、植物が害虫から自分の体を守るために作り出した天然の抗菌薬で独特の苦みがあります。

スルフォラファンには抗菌薬としての作用があり、ブロッコリースプラウトを1日70g、８週間とると、ピロリ菌の数が8分の1に減少することが報告されています。

さらに良いことは、ブロッコリースプラウトは低FODMAP食であり、SIBOや過敏性腸症候群の患者さんが食べてもお腹の調子を崩しにくいことです。

他にも**ココア**に含まれる遊離脂肪酸にも、ピロリ菌を減らす効果があります。

デザイナーズフーズピラミッド

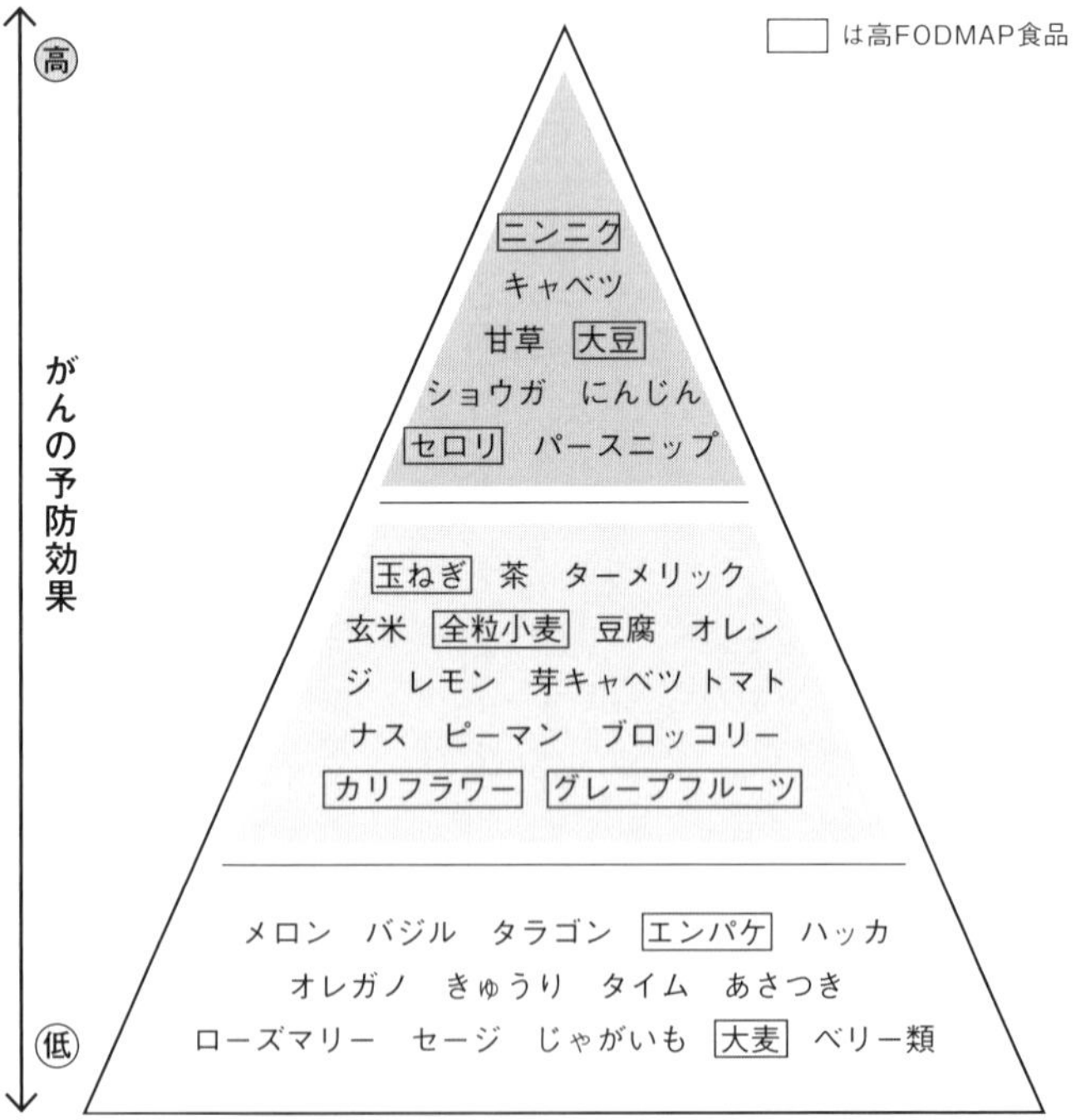

これらの食品、天然の抗生物質には、耐性菌の出現の心配がないほか、副作用がないことが好ましい点です。特に抗生物質のリファキシミン（181ページ参照）に反応が見られない患者さんにとっては、**ハーブによる治療**が抗生物質の治療と同等の効果があったという報告も見られます。

天然の食品が持つ静菌作用については論文によって報告も見られ、ニンニクとレモンの組み合わせが最もStreptococcus mutansという細菌に対して静菌作用があることが報告されています。

ＳＩＢＯに使用されている植物由来の抗生物質については以下のものがあります。

・アリシンを使ったサプリメント

アリシンは抗菌・抗真菌作用を持つニンニクの成分ですが、ＦＯＤＭＡＰのうちのフルクタンは除いてあるサプリメントであれば、服用しても問題はありません。

・ココナッツオイル

ココナッツオイルに含まれる遊離脂肪酸は、細菌の細胞膜に直接作用して菌を破壊してくれます。またラウリン酸という中鎖脂肪酸にも抗菌・抗真菌作用があります。さらに、ココナッツオイルの主成分である中鎖脂肪酸は、分子量が小さいため消化に膵液や胆汁を必要としないため、小腸にやさしい食品と言えます。

・オレガノオイル（効果を示す論文あり）

抗菌、抗ウイルス、抗真菌作用があります。消化を促進する効果もあります。

・ベルベリンを使ったサプリメント（効果を示す論文あり）

ベルベリンとは、ヒイラギナンテンやメギ、ヒドラスチスなどの薬草に含まれる化合物です。

・ニームを使ったサプリメント

ニームとは熱帯常緑樹。インドのハーブで、抗菌・抗真菌作用があります。

・バイオフィルム抑制剤

・腸管運動促進剤のサプリメント

ショウガが原料。

これらを服用したあと、14日経ってから水素とメタンの呼気試験を受けるのは、通常の抗生物質の治療と同様です。

これら抗生物質や天然の抗生物質の治療でも強調しなくてはいけないことは、これらはあくまでも治療であり、ＳＩＢＯの原因となっているそもその問題を解決はしていないことです。つまりは、**生活習慣を変え、食生活を変えていくことを第一に考えないといけないということです。**

◇がんを抑える低ＦＯＤＭＡＰ食とは？

ところで、ここで前述の「デザイナーズフーズピラミッド」（２０４ページ参照）というものを説明しておきます。がんを予防する効果があると考えられる成分を多く含んだ食品を、ピラミッド型に列挙したもので、米国国立がん研究所が発表したものです。

このように、野菜や食べ物の中には、がん予防に効果があると思われる抗酸化物質（ファイトケミカル）が豊富に含まれているものがあります。このような食べ物をしっかりとることで、がんにならないように工夫することはとてもいいことです。
ただ、お腹の調子を崩しやすい人は、高ＦＯＤＭＡＰ食は避けなくてはいけなかったですよね。では、どうしたらいいのでしょうか？　それを解決するのが、「低ＦＯＤＭＡＰ・

がん予防ピラミッド」です。

通常のデザイナーズフーズピラミッドでは、一番効果が高いのがニンニクです。しかし、残念ながら、ニンニクにはフルクタンが非常に多く含まれており、高FODMAP食です。したがって、**お腹の調子が悪い人にとっては避けるべき食材となります。**

キャベツがデザイナーズフーズピラミッドの第2位。しかし、キャベツにも注意が必要です。ふつうのキャベツは低FODMAP食ですが、**サボイキャベツはフルクタンが多く含まれるので高FODMAP食に該当します。**

通常のキャベツか芽キャベツ、紫キャベツ（レッドキャベツ）を選択しましょう。

その他、四角で囲んでいるものは、高FODMAP食ですので、お腹が弱い人は避けたほうがいい食材です。この図を利用して、お腹の調子が悪い人でもがんを予防する食事をとることができます。

【第7ステップ】再発を防ぐ

SIBOの治療でいちばんやっかいなことは、再発率が高いことです。抗生物質で治療しても、数ヶ月後にはまた戻ってきてしまう。

もともと細菌は、私たちの腸の中の自然な構造の一部だということを思い出してください。体内で消化を助けたり、私たちの気分を調整してくれているのです。

したがって、**小腸内の細菌をすべて取り除くことが、SIBOの治療の目的ではありません。腸内細菌を健康なバランスにするということが目的**です。

抗生物質の治療を終えたあと、腸の状態が健康なら、細菌は健康的なレベルに戻ります。したがって、その腸の状態を健康に保つ努力が必要です。

ただ抗生物質の治療を繰り返すだけでは、腸内細菌が抗生物質に対して耐性を持ってしまいます。

◇抗生物質の治療後に「プロバイオティクス」をとる

そのために必要なことのひとつが、前述したプロバイオティクスをとる、ということです。ストレスを避け、低ＦＯＤＭＡＰ食を実行し、その他に善玉菌をとるのです。

プロバイオティクスとは、健康になるという目的を持って意図的にとる善玉菌のことを言います。

ただ、**プロバイオティクスをとるのは、抗生剤を使ったあとにすることが大切**です。プロバイオティクスを、抗生物質を服用する前に飲んでいたところで、抗生物質を飲めば、せっかくとった善玉菌のプロバイオティクスも抗生物質でいっしょに死んでしまうため、意味がなくなります。

また、SIBOとは本来、小腸で腸内細菌が異常に増殖した状態ですから、抗生物質を投与する前にプロバイオティクスを飲んでも、増えた細菌にまた細菌を加えることになり、焼け石に水になります。プロバイオティクスも同じ細菌なのですから。

SIBOの治療のために抗生物質を投与すれば、悪玉菌は死にますが、同時に善玉菌も死んでしまいます。ですから善玉菌を補う必要が出てきます。SIBOのほとんどのケースでは、プロバイオティクスは問題を起こしている細菌とは別物です。

つまり、**善玉菌のプロバイオティクスを、抗生物質を服用したあとに飲むと、腸の炎症を抑え、悪玉の菌をわきに追いやり、適切なPH（酸・アルカリのバランス）に保ってく**

れるのです。

ただし、**「プレバイオティクス」はしない**ことです。プロバイオティクスは善玉菌の錠剤をとることです。これは前述のようにＳＩＢＯにとって良いこと。

しかし、プレバイオティクスとは、水溶性食物繊維など、**腸の中にいる腸内細菌のエサとなるような食べ物をとって、腸内細菌にエサをやり、腸内細菌を増やすことを意図して食物を食べること**です。

お腹が健康な人がプレバイオティクスをとることは望ましいことですが、小腸の中でただでさえ細菌が過剰増殖しているＳＩＢＯの患者さんにプレバイオティクスを食べさせれば、細菌が輪をかけて増え、症状も悪化することになります。

ＳＩＢＯの患者さんにとって、ゴボウ、ネギ、豆類など水溶性食物繊維を多く含む食べ物は逆効果になります。

◇腸管の運動機能を保つ

もうひとつ大切なことは、**小腸のおそうじ運動（ＭＭＣ）を刺激することです。ＭＭＣを止めてしまうストレスを避け、間食をしない、睡眠をよくとること、腸管運動促進剤を**

使う、小腸のマッサージをする、カイロプラクティックをする、などの工夫をして、腸の動きを保ちましょう。

こうすることで食べ物が小腸の中に長くとどまりすぎて、小腸の細菌のエサになってしまうことを避けるのです。

また、健常なバウヒン弁（回盲弁・101ページ参照）は、大腸から小腸への細菌の逆流を防いでいます。**バウヒン弁をよくマッサージする**ことで、小腸への逆行性の細菌移行を防ぐ必要があります。

◇胃酸を適度に保つ

SIBOが起こると小腸で過剰なガスが発生し、それが胃の内圧を高め、逆流性食道炎を起こすことがあります。**逆流性食道炎は、胃酸が多すぎるから起こるだけではないのです。胃酸が少なすぎても起きる**のです。

胃酸を抑える薬を飲んでいてもゲップやお腹の張り、胸焼けがなかなか治らない場合、医師とよく相談して胃酸を抑える薬を弱いものに切り替えたほうがいいこともあります。

これは、内視鏡所見や症状などを総合的に判断する力がある消化器内科医と相談して判断してください。

◇小腸を癒やす

慢性的にSIBOで苦しんでいると、小腸の粘膜にダメージが起こることがあります。それが、これまで再三お話ししてきた**「リーキーガット症候群」**です。

傷つき疲弊した小腸を癒やすことができなければ、SIBOがまた再発する可能性があります。傷ついた腸は免疫のバリア機能が落ちているためです。**リーキーガット症候群を治せば、SIBOの再発が防げる**のです。

リーキーガットのリーキーとは、漏れやすいということ。ガットとは腸のこと。つまり**リーキーガットとは「漏れやすい腸」**ということです。

食べ物を食べると、消化器官がそれを小さな破片に砕きます。これらの小さな粒子は胃を通り小腸に運ばれていきます。小腸の粘膜は、本来完全に分解された食物の粒子だけが通れるようにできています。

つまり、**小腸はちょうど網戸のようなもの**です。網戸は空気は通しますが、虫が入ってくるのを防ぎます。小腸の内壁はこれに似ていて、**栄養は通しますが、未消化の食物のカスは通さない**ようになっているのです。

SIBOがあると、ガスによって小腸が風船のように膨らんで縮んでを繰り返します。そのうち小腸の粘膜がダメージを受け、小腸の内壁の網戸に穴が開きます。すると、未消化の食物や細菌がこの穴から出てしまい、血液に混ざってくるようになるのです。そうすると、未消化の食物や細菌に対して、人間は異物として免疫が抗体を作ります。

食物の中には人間の細胞と構造が似ているものがあり、その抗体が人間の体を今度は攻撃するようになってしまいます。これが自己免疫性疾患につながるのです。

グルテンには腸に対して不利益な働きがあり、腸の壁に穴を開けるおそれもあります。このため**グルテンフリーの食事にすることは、胃腸の症状を改善するのに役立つ**場合があります。

リーキーガット症候群の原因にはさまざまなものがありますが、その大きな原因のひとつがＳＩＢＯなのです。他のリーキーガット症候群の原因にはＳＩＢＯ以外では、果糖の過剰摂取、肥満、高脂肪食、アルコール、薬（痛み止め、アスピリン、胃薬）などがあります。

また最近では、ストレスがかかると脳の視床下部から出るＣＲＨ（Corticotrooin-releasing hormone）が腸粘膜の肥満細胞を活性化して腸粘膜の透過性が高まり、リーキーガット症候群になることが明らかにされています。

◇リーキーガット症候群を改善するために

①オメガ３を積極的にとり、オメガ６を避ける

小腸の粘膜を強くする食事、それが魚油（フィッシュオイル）です。

サバ、イワシ、サンマ、鮭などに含まれるＥＰＡ、ＤＨＡの**オメガ３系の不飽和脂肪酸**には小腸の炎症を抑える効果があります。それ以外にも、**エゴマ油、亜麻仁油、シソ油**がおすすめです。魚が嫌いな人はサプリメントで補ってもかまいません。

現代人の割合は、オメガ3対オメガ6の割合が1対20くらいになっていますが、理想的な比率は、1対4程度です。オメガ3が増えると腸管の炎症を抑えられますが、オメガ6

が多いと炎症がさらに悪化します。

アメリカ人がとっているSADダイエットでは、非常に**大豆油**が多いのが特徴ですが、この大豆油こそ、オメガ6が多い油です。ほかにも**サフラワー油、ひまわり油、コーン油**なども同様で、すぐに酸化し、トランス脂肪酸に変化してしまいます。

代わりに**オリーブオイル、ココナッツオイル、ギー（精製したバター）がおすすめ**です。他には**鮭は小腸の細胞の骨格となる成分を多く含むため、おすすめ**です。

② 炎症を起こす食品を避け、抗酸化作用のある食品を食べよう

アルコール、カフェイン、グルテン、高FODMAP食、特に果糖、加工された糖、加工食品は避けましょう。リーキーガットの状態では、腸内細菌が産生する毒素（エンドトキシン）は腸の粘膜を通り抜け、血液中に流入し、門脈という血管を通って肝臓にたどり着き、非アルコール性脂肪性肝疾患（NAFLD）という肝炎を起こし、進行すると非アルコール性脂肪肝炎（NASH）となり、肝臓がんや肝硬変に進むことがわかっています。

リーキーガットでは肝臓に負担がかかるのです。NAFLDは糖尿病が合併することが多く、糖尿病による小腸の運動機能低下がSIBOを生み、SIBOで増える腸内細菌がエンドトキシンを作り出し、腸からしみ出して肝臓を痛めつけるのです。そんな肝臓をいたわるためには、水分をよくとり、ブロッコリーなどの抗酸化作用のある低FODMAPの緑黄色野菜をとりましょう。

さらに控えなくてはならない代表が果糖（フルクトース）です。これは前述したように、FODMAPに含まれる小腸に負担をかける糖質です。

果糖は強い甘みがあるため、最近はほとんどの清涼飲料水にブドウ糖といっしょに加えられています。最近この果糖は腸の粘膜の透過性を亢進させ、リーキーガットをもたらすことがわかってきました。果糖をとると、細菌が産生する毒素（エンドトキシン）が血液中で増えてしまうのです。

リーキーガットを生じる食物成分としてはグルテン（パンをふっくらさせるタンパク質）がとりだたされますが、この果糖は非常にやっかいです。果糖は強い甘み刺激があるにもかかわらず満腹感が非常に低いため、食べすぎから肥満につながります。果糖の摂取量は過去30年間で2倍に増加し、日本において糖尿病が急激に増加してきた時点と一致することから、腸にとっても要注意です。

③リーキーガット症候群を改善することが期待される薬剤

2017年に発表された論文によると、慢性便秘症に使用されている「ルビプロストン」（商品名「アミティーザ」）という薬剤（日本でも保険適応となり使用されています）が、リーキーガット症候群の粘膜の「漏れやすさ」（透過性の亢進）を改善することが確認されました。

他にも小腸の粘膜の活性酸素を消去し、小腸を保護するユニークな作用のある薬では、胃粘膜保護剤の「レバミピド」（商品名「ムコスタ」：胃酸を減らす効果はない）があります。

④腸に開いた穴を埋めよう

傷ついた腸を癒やすのには、**骨のスープ（ボーンブロス）が良い**ことが知られています。骨髄と硬骨を使ったスープです（FODMAP成分の多い膝部などの軟骨性の骨は除く）。骨を煮詰めると、非常に栄養価の高い液体ができます。特に特徴的なことは、骨スープにはゼラチンが多く含まれることです。

この天然のゼラチンは、開いた穴を埋めるパテのような働きをすることがわかっています。１日１～４カップの骨スープを飲むようにするといいでしょう。

◇ＳＩＢＯのサプリメント

ＳＩＢＯによく海外で使用されているサプリメントは、以下のようなものがあるようです。このような代替療法の科学的根拠を示す研究も待たれます。

Ｌグルタミン酸のサプリメント……腸管粘膜の再生にはＬグルタミン酸が必須であるため、Ｌグルタミン酸の服用が有効とも言われています。

アリシンを含んだサプリメント（植物由来の抗生物質）。

ベルベリンを含んだサプリメント（植物由来の抗生物質）。

グレープシードのサプリメント（植物由来の抗生物質）など。

ＳＩＢＯではビタミンＡ、Ｄ、Ｅ、亜鉛が不足しがちです。また、ビタミンB_{12}を腸内細菌が消費することがあるので、不足しがちになることがあるので注意です。

毛髪ミネラル検査で、どの栄養素が不足しているかを調べてもらうようにしたほうがいいでしょう。ミネラルやビタミンの不足は、血液検査よりも毛髪を取ってみたほうが長期間の状態がよく把握できるため、私のクリニックでも調べています。

もしこれらのビタミンが不足している場合には、筋肉注射や点滴で補うことが必要です。口から補ってもＳＩＢＯの患者さんはうまく吸収できないので、注射で補う必要があるのです。

まとめ

ＳＩＢＯの治療には、**「４つのＲ」**が必要です。

① Remove（除去）→過剰に増えすぎた細菌を減らす

抗生物質の治療、天然の抗生物質の治療、成分栄養（エレメンタルダイエット）などで小腸で過剰に増殖したバクテリアを減らす、低ＦＯＤＭＡＰ食も有効。

② Restore（復元）→低下してしまった小腸機能を回復する

小腸の運動機能を回復する。小腸運動を改善するために空腹の時間を作る。定期的な運動をし、ストレスをこまめにうまく解消する工夫をする。消化管運動促進剤を試す。バウヒン弁の機能を回復するためにＳＩＢＯマッサージをする。

③ Replenish（補充）→小腸の細菌数を減らし悪玉菌を減らしたあとに、プロバイオティクス（善玉菌）をとる

新たに善玉菌を植え付けることで腸内フローラを整える。適度な胃酸分泌を保ちつつ、消化酵素が足らなければ補充する。

④ Recurrence prevention（再発予防）→良い腸の状態を維持し、再発を予防する

あとがき

目には見えないガスを「診る」ことで病気を診る

お医者さんにかかって検査しても「なんともない」と言われながら、腹痛や下痢、便秘、お腹の張りに悩む病気、それが過敏性腸症候群という病気だ。

最近、「過敏性腸症候群に抗生物質が効く」ということが世界で最も権威の高い臨床医学誌であるニューイングランド・ジャーナル・オブ・メディシン誌（The New England Journal of Medicine）をはじめとする複数誌で報告された。

つまり、「小腸の中のバクテリアが悪さをしている」ことがわかってきたのである。

そして、過敏性腸症候群の患者さんを調べてみると、小腸の中で爆発的に細菌が増えている人がいることがわかってきた。

これが小腸内細菌増殖症（ＳＩＢＯ《シーボ》：Small Intestinal Bacterial Overgrowth）という病気である。

小腸の中で過剰に増えた腸内細菌は、大量のガスを作り出し、水素ガスやメタンガスは腸の粘膜を傷つけ、お腹の張り、ガス、下痢や便秘などお腹の症状を悪化させるほか、心筋梗塞やメタボ、脂肪肝、肝臓がん、肌荒れ、むずむず足症候群、ひいてはうつ病など、全身の健康に影響を及ぼしてしまう。

それだけではない。細菌が作り出す毒素は、腸に穴を開けるリーキーガット症候群（腸漏れ症候群）をもたらし免疫力を落としてしまう。あなたのお腹の中のガスは、あなたの寿命にも影響するのだ。

ＳＩＢＯの糖尿病の患者さんでは、治療でメタンガスを減らした結果、血糖の高さを示すＨｂＡ1ｃ（ヘモグロビンエーワンシー）が、8・25から7・63まで改善したという結果が報告されている。ガスは、体の代謝にも影響を与えるのだ。

また、過敏性腸症候群と診断されて治療したものの改善がない人の場合、ＳＩＢＯが合併している可能性がある。

さらに、お腹の不調がない無症状の人にも、ＳＩＢＯにかかっている人がいることもわかってきた。特に食後にすぐにお腹が張ったり、ぽっこりお腹やガスで悩んでいる人は、放置すればＳＩＢＯに進行する危険性もあり、小腸を意識していたわり、ＳＩＢＯを予防する必要があり、症状が強い場合には検査を受けることも大切である。

この病気は欧米では広く知られており、海外では一流の医学誌に論文がかなりの数発表されている。だが、いまだ日本では認知度が非常に低い。

SIBOを正確に診断し、困っている患者さんを救うためには、まず正しく診断をしなければならないのだが、そのためにはSIBOという病気を念頭に置くことがまず大切である。

ところが、現状では、SIBOという病気を知る医師は非常に少数であり、多くのSIBOの患者さんは、腹部のレントゲンでガスが多いことから、空気を飲み込む癖のある「呑《どん》気症《きしょう》」や精神科の病気だと誤診され、抗精神薬を飲まされ、改善するどころか悪化して、悩まれているのが現状である。

医師もSIBOという病名を知らないと診断できないのだ。

水素ガスやメタンガスなど、目には見えない「ガス」というものに着目することで、さまざまな医師に受診したものの原因がわからず、長期に困窮されていた患者さんを救うことができる。

これまで日本の医師は、がんやポリープなどの目に見える病気や死に至る病気の早期発見・早期治療に血眼になって努力してきた。それによってめざましい成果を上げてきたのは事実である。

しかし、ともすれば内視鏡や検査で異常がない患者さんに対して、「死ぬ病気じゃないですからいいじゃないですか」「あなたは贅沢病だ」「精神科に行け」「下痢が止まらないならおむつをしておきなさい」などと真摯な対応をしない医師が生まれてしまった側面もある。目には見えないＳＩＢＯという病気が世界中で脚光を浴びてきたことは、こういった医師のおごりや慢心を戒めることになるのではないだろうか。

特に病んだ者の心は検査や採血データではわからない。ＡＩ（人工知能）が医師の代わりに診断に関与することが予想されている未来の医療の世界において、目に見えないものを感じようとする感性が、さらにこれからの医師には求められているように思う。病んだ人間のせつなさ、心細さ、自責や後悔の念などは、同じ人間の医師にしか真に理解はできないからだ。

この本によりＳＩＢＯという病気が広く知られ、お腹のトラブルで悩む人、またお腹由来の全身の不調に困っている人が救われることを祈る。

ＳＩＢＯは、いまだ日本において診断も治療も健康保険では保険適応になっていない疾患である。悩んでいる患者さんの数を思えば、さらなる研究が進み、早急にこの病気の診療が保険適応になることを願う。


昨今、日本では腸内細菌、腸内フローラに一躍脚光が当たっている。これによって腸内細菌の働きが健康に重要なことが周知されるようになったことはすばらしいことである。「発酵食品を食べよう」「腸内細菌のエサとなるような食べ物を食べて、腸内細菌を増やそう」「ヨーグルトや乳製品をとろう」などというメッセージがテレビや本、雑誌、食品のＣＭにあふれている。お腹の調子が悪くない人は上限も考慮しながらこれを続ければよい。

しかし、この本を読んでくださった方は、この「腸活」ブームは万人に当てはまるものではないこと、ＳＩＢＯや過敏性腸症候群の患者さんでは、かえってお腹の調子を崩しかねないこと、それもこのことは、相当数の方に当てはまることがご理解いただけたのではないだろうか。ＳＩＢＯや過敏性腸症候群のお腹の不調で悩む日本人は、１７００万人にものぼると推計されているのだ。

ヒポクラテス（Hippocrates, 紀元前４６０年~紀元前３７０年）は、「Bad ingestion is the root of all evil」（消化の不調はすべての害悪の根である）と言った。ＳＩＢＯの出現を古代ギリシャのヒポクラテスは予見していたのかもしれない。

「小腸を整える」ことが、病気にならないことにつながる。

すべての読者の小腸が整い、あなたの健やかな毎日の到来と、輝かしい未来を祈り、筆を置く。

《 Le plus important est invisible 》
「本当に大切なものは、目に見えない」
『星の王子さま（Le Petit Prince）』サン＝テグジュペリ

江田証

(2014): 67-75.
• Simrén, Magnus, et al. "Intestinal microbiota in functional bowel disorders: a Rome foundation report." *Gut* 62.1 (2013): 159-176.
• Tana, C., et al. "Altered profiles of intestinal microbiota and organic acids may be the origin of symptoms in irritable bowel syndrome." *Neurogastroenterology & Motility* 22.5 (2010): 512.
• Farmer, Adam D., et al. "Caecal pH is a biomarker of excessive colonic fermentation." *World Journal of Gastroenterology*: WJG 20.17 (2014): 5000.
• El-Salhy, Magdy, et al. "Low densities of serotonin and peptide YY cells in the colon of patients with irritable bowel syndrome." *Digestive diseases and sciences* 57.4 (2012): 873-878.
• Gearry, Richard B., et al. "Reduction of dietary poorly absorbed short-chain carbohydrates (FODMAPs) improves abdominal symptoms in patients with inflammatory bowel disease—a pilot study." *Journal of Crohn's and Colitis* 3.1 (2009): 8-14.
• Gibson, P. R., and S. J. Shepherd. "Personal view: food for thought—western lifestyle and susceptibility to Crohn's disease. The FODMAP hypothesis." *Alimentary pharmacology & therapeutics* 21.12 (2005): 1399-1409.
• Gibson, Peter R. "Use of the low-FODMAP diet in inflammatory bowel disease." *Journal of gastroenterology and hepatology* 32.S1 (2017): 40-42.
• Pedersen, Natalia, et al. "Low-FODMAP diet reduces irritable bowel symptoms in patients with inflammatory bowel disease." *World journal of gastroenterology* 23.18 (2017): 3356.
• Zhan, Yong-an, and Shi-xue Dai. "Is a Low FODMAP Diet Beneficial for Patients with Inflammatory Bowel Disease? A Meta-analysis and Systematic Review." *Clinical Nutrition* (2017).
• Mazzawi, Tarek, et al. "Dietary guidance normalizes large intestinal endocrine cell densities in patients with irritable bowel syndrome." *European journal of clinical nutrition* 70.2 (2016): 175.
• Okami, Yukiko, et al. "Lifestyle and psychological factors related to irritable bowel syndrome in nursing and medical school students." *Journal of gastroenterology* 46.12 (2011): 1403-1410.
• Rees, Gail, et al. "Randomised-controlled trial of a fibre supplement on the symptoms of irritable bowel syndrome." *The journal of the Royal Society for the Promotion of Health* 125.1 (2005): 30-34.
• Zheng, Zhaoqiu, et al. "Staple foods consumption and irritable bowel syndrome in Japanese adults: a cross-sectional study." *PloS one* 10.3 (2015): e0119097.
• Shinozaki, Masae, et al. "High prevalence of irritable bowel syndrome in medical outpatients in Japan." *Journal of clinical gastroenterology* 42.9 (2008): 1010-1016.
• Austin, Gregory L., et al. "A very low-carbohydrate diet improves symptoms and quality of life in diarrhea-predominant irritable bowel syndrome." *Clinical Gastroenterology and Hepatology* 7.6 (2009): 706-708.
• Murray, Kathryn, et al. "Differential effects of FODMAPs (fermentable oligo-, di-, mono-saccharides and polyols) on small and large intestinal contents in healthy subjects shown by MRI." *The American journal of gastroenterology* 109.1 (2014): 110.
• Ong, Derrick K., et al. "Manipulation of dietary short chain carbohydrates alters the pattern of gas production and genesis of symptoms in irritable bowel syndrome." *Journal of gastroenterology and hepatology* 25.8 (2010): 1366-1373.
• Staudacher, Heidi M., et al. "Comparison of symptom response following advice for a diet low in fermentable carbohydrates (FODMAPs) versus standard dietary advice in patients with irritable bowel syndrome." *Journal of Human Nutrition and Dietetics* 24.5 (2011): 487-495.
• Shepherd, Susan J., and Peter R. Gibson. "Fructose malabsorption and symptoms of irritable bowel syndrome: guidelines for effective dietary management." *Journal of the American Dietetic Association* 106.10 (2006): 1631-1639.
• Roest, RH de, et al. "The low FODMAP diet improves gastrointestinal symptoms in patients with irritable bowel syndrome: a prospective study." *International journal of clinical practice* 67.9 (2013): 895-903.
• Mazzawi, Tarek, et al. "Effects of dietary guidance on the symptoms, quality of life and habitual dietary intake of patients with irritable bowel syndrome." *Molecular medicine reports* 8.3 (2013): 845-852.
• Pedersen, Natalia, et al. "Ehealth monitoring in irritable bowel syndrome patients treated with low fermentable oligo-, di-, mono-saccharides and polyols diet." *World Journal of Gastroenterology: WJG* 20.21 (2014): 6680.
• Khan, Muhammad Ali, et al. "Low-FODMAP diet for irritable bowel syndrome: is it ready for prime time?." *Digestive diseases and sciences* 60.5 (2015): 1169-1177.
• Rastall, Robert A., and Glenn R. Gibson. "Recent developments in prebiotics to selectively impact beneficial microbes and promote intestinal health." Current opinion in biotechnology 32 (2015): 42-46.
• Mirmiran, P., A. Esmaillzadeh, and F. Azizi. "Dairy consumption and body mass index: an inverse relationship." *International journal of obesity* 29.1 (2005): 115.
• Goseki-Sone, Masae, et al. "Effects of Dietary Lactose on Long-term High-fat-diet-induced Obesity in Rats." *Obesity* 15.11 (2007): 2605-2613.
• Liu, Simin, et al. "Dietary calcium, vitamin D, and the prevalence of metabolic syndrome in middle-aged and older US women." *Diabetes care* 28.12 (2005): 2926-2932.
• Yang, Jianfeng, et al. "Prevalence and presentation of lactose intolerance and effects on dairy product intake in healthy subjects and patients with irritable bowel syndrome." *Clinical gastroenterology and hepatology* 11.3 (2013): 262-268.
• Barrett, J. S., et al. "Comparison of the prevalence of fructose and lactose malabsorption across chronic intestinal disorders." *Alimentary pharmacology & therapeutics* 30.2 (2009): 165-174.
• Biesiekierski, Jessica R., et al. "No effects of gluten in patients with self-reported non-celiac gluten sensitivity after dietary reduction of fermentable, poorly absorbed, short-chain carbohydrates." *Gastroenterology* 145.2 (2013): 320-328.
• Barrett, Jacqueline S., and Peter R. Gibson. "Fermentable oligosaccharides, disaccharides, monosaccharides and polyols (FODMAPs) and nonallergic food intolerance: FODMAPs or food chemicals?." *Therapeutic advances in gastroenterology* 5.4 (2012): 261-268.
• Chang, Anne-Marie, et al. "Evening use of light-emitting eReaders negatively affects sleep, circadian timing, and next-morning alertness." *Proceedings of the National Academy of Sciences* 112.4 (2015): 1232-1237.
• Ghoshal, Uday C., and Deepakshi Srivastava. "Irritable bowel syndrome and small intestinal bacterial overgrowth: meaningful association or unnecessary hype." *World Journal of Gastroenterology: WJG* 20.10 (2014): 2482.
• Shepherd, Sue, and P. R. Gibson. The complete low-FODMAP diet: *a revolutionary plan for managing IBS and other digestive disorders*. Workman Publishing, 2013
• https://www.youtube.com/watch?v=Z_1Hzl9o5ic

Neurogastroenterology & Motility 23.5 (2011).
• Strid, Hans, et al. "Patients with chronic renal failure have abnormal small intestinal motility and a high prevalence of small intestinal bacterial overgrowth." *Digestion* 67.3 (2003): 129-137.
• Sung, Hea Jung, et al. "Small intestinal bacterial overgrowth diagnosed by glucose hydrogen breath test in post-cholecystectomy patients." *Journal of neurogastroenterology and motility* 21.4 (2015): 545.
• Tarnopolsky, Mark A., et al. "Bacterial overgrowth syndrome in myotonic muscular dystrophy is potentially treatable." *Muscle & nerve* 42.6 (2010): 853-855.
• Bauer, Tilman M., et al. "Small intestinal bacterial overgrowth in patients with cirrhosis: prevalence and relation with spontaneous bacterial peritonitis." *The American journal of gastroenterology* 96.10 (2001): 2962.
• Ojetti, VERONICA., et al. "Small bowel bacterial overgrowth and type 1 diabetes." *Eur Rev Med Pharmacol Sci* 13.6 (2009): 419-423.
• Cesario, Valentina, et al. "Methane intestinal production and poor metabolic control in type I diabetes complicated by autonomic neuropathy." *Minerva endocrinologica* 39.3 (2014): 201-207.
• Henriksson, A. E., et al. "Small intestinal bacterial overgrowth in patients with rheumatoid arthritis." Annals of the rheumatic diseases 52.7 (1993): 503-510.
• Roland, Bani Chander, et al. "Low ileocecal valve pressure is significantly associated with small intestinal bacterial overgrowth (SIBO)." Digestive diseases and sciences 59.6 (2014): 1269-1277.
• Mackie, Roderick I., Abdelghani Sghir, and H. Rex Gaskins. "Developmental microbial ecology of the neonatal gastrointestinal tract." The American journal of clinical nutrition 69.5 (1999): 1035s-1045s.
• Gasbarrini, et al. "Clinical predictors of small intestinal bacterial overgrowth by duodenal aspirate culture." Alimentary pharmacology & therapeutics 33.12 (2011): 1378-1379.
• Costa, Michelle Bafutto Gomes, et al. "Evaluation of small intestine bacterial overgrowth in patients with functional dyspepsia through H2 breath test." Arquivos de gastroenterologia 49.4 (2012): 279-283.
• Hao, Wei-Long, and Yuan-Kun Lee. "Microflora of the gastrointestinal tract: a review." Public Health Microbiology: Methods and Protocols (2004): 491-502.
• Romagnuolo, Joseph, Dan Schiller, and Robert J. Bailey. "Using breath tests wisely in a gastroenterology practice: an evidence-based review of indications and pitfalls in interpretation." The American journal of gastroenterology 97.5 (2002): 1113-1126.
• de Lacy Costello, B. P. J., M. Ledochowski, and Norman M. Ratcliffe. "The importance of methane breath testing: a review." Journal of breath research 7.2 (2013): 024001.
• Saad, Richard J., and William D. Chey. "Breath testing for small intestinal bacterial overgrowth: maximizing test accuracy." *Clinical Gastroenterology and Hepatology* 12.12 (2014): 1964-1972.
• Ghoshal, Uday C., et al. "Utility of hydrogen breath tests in diagnosis of small intestinal bacterial overgrowth in malabsorption syndrome and its relationship with oro-cecal transit time." (2006).
• Riordan, Stephen M., et al. "The lactulose breath hydrogen test and small intestinal bacterial overgrowth." American Journal of Gastroenterology 91.9 (1996).
• Lauritano, E. C., et al. "Antibiotic therapy in small intestinal bacterial overgrowth: rifaximin versus metronidazole." Eur Rev Med Pharmacol Sci 13.2 (2009): 111-116.
• Lauritano, Ernesto C., et al. "Small intestinal bacterial overgrowth recurrence after antibiotic therapy." The American Journal of Gastroenterology 103.8 (2008): 2031-2035.
• Chedid, Victor, et al. "Herbal therapy is equivalent to rifaximin for the treatment of small intestinal bacterial overgrowth." Global advances in health and medicine 3.3 (2014): 16-24.
• Mathai, K., et al. "Antimicrobial Effect of Ginger, Garlic, Honey, and Lemon Extracts on Streptococcus mutans." The journal of contemporary dental practice 18.11 (2017): 1004.
• Compare, Debora, et al. "Effects of long-term PPI treatment on producing bowel symptoms and SIBO." European journal of clinical investigation 41.4 (2011): 380-386.
• Giamarellos-Bourboulis, Evangelos J., et al. "Small intestinal bacterial overgrowth is associated with irritable bowel syndrome and is independent of proton pump inhibitor usage." *BMC gastroenterology* 16.1 (2016): 67-67.
• Ratuapli, Shiva K., et al. "Proton pump inhibitor therapy use does not predispose to small intestinal bacterial overgrowth." The American journal of gastroenterology 107.5 (2012): 730-735.
• Thorens, J., et al. "Bacterial overgrowth during treatment with omeprazole compared with cimetidine: a prospective randomised double blind study." Gut 39.1 (1996): 54-59.
• Pendyala, Swaroop, Jeanne M. Walker, and Peter R. Holt. "A high-fat diet is associated with endotoxemia that originates from the gut." *Gastroenterology* 142.5 (2012): 1100-1101.
• Jacobs, C., et al. "Dysmotility and proton pump inhibitor use are independent risk factors for small intestinal bacterial and/or fungal overgrowth." Alimentary pharmacology & therapeutics 37.11 (2013): 1103-1111.
• Pimentel, Mark A. A new IBS solution: bacteria, the missing link in treating irritable bowel syndrome. Health Point Press, 2006.
• Vanderhoof, Jon A., et al. "Treatment strategies for small bowel bacterial overgrowth in short bowel syndrome." Journal of pediatric gastroenterology and nutrition 27.2 (1998): 155-160.
• Dukowicz, Andrew C., Brian E. Lacy, and Gary M. Levine. "Small intestinal bacterial overgrowth: a comprehensive review." Gastroenterology & hepatology 3.2 (2007): 112.
• Lämås, Kristina, et al. "Effects of abdominal massage in management of constipation—A randomized controlled trial." *International journal of nursing studies* 46.6 (2009): 759-767
• Kato, Takayuki, et al. "Lubiprostone improves intestinal permeability in humans, a novel therapy for the leaky gut: A prospective randomized pilot study in healthy volunteers." *PloS one* 12.4 (2017): e01756
• Mizoguchi, Hiroyuki, et al. "Protective effect of rebamipide on indomethacin-induced intestinal damage in rats." *Journal of gastroenterology and hepatology* 16.10 (2001): 1112-1119.
• Endo, Hiroki, et al. "Efficacy of Lactobacillus casei treatment on small bowel injury in chronic low-dose aspirin users: a pilot randomized controlled study." *Journal of gastroenterology* 46.7 (2011): 894-905.
• Dogan, Serkan, Mehmet Celikbilek, and Kadri Guven. "High fructose consumption can induce endotoxemia." Gastroenterology 143.3 (2012): e29.
• Varjú, Péter, et al. "Low fermentable oligosaccharides, disaccharides, monosaccharides and polyols (FODMAP) diet improves symptoms in adults suffering from irritable bowel syndrome (IBS) compared to standard IBS diet: A meta-analysis of clinical studies." PloS one 12.8 (2017): e0182942.
• Vincenzi, Massimo, et al. "Effects of a low FODMAP diet and specific carbohydrate diet on symptoms and nutritional adequacy of patients with irritable bowel syndrome: Preliminary results of a single-blinded randomized trial." Journal of Translational Internal Medicine 5.2 (2017): 120-126.
• O'Keeffe, M., et al. "Long-term impact of the low-FODMAP diet on gastrointestinal symptoms, dietary intake, patient acceptability, and healthcare utilization in irritable bowel syndrome." Neurogastroenterology & Motility (2017).
• Halmos, Emma P., et al. "A diet low in FODMAPs reduces symptoms of irritable bowel syndrome." Gastroenterology 146.1

参考文献

• Turnbaugh, Peter J., et al. "An obesity-associated gut microbiome with increased capacity for energy harvest." *nature* 444.7122 (2006): 1027.

• Enko, Dietmar, and Gernot Kriegshäuser. "Functional 13C-urea and glucose hydrogen/methane breath tests reveal significant association of small intestinal bacterial overgrowth in individuals with active Helicobacter pylori infection." *Clinical biochemistry* 50.1-2 (2017): 46-49.

• Del Zompo, F., et al. "Helicobacter pylori infection is associated with high methane production during lactulose breath test." *European review for medical and pharmacological sciences* 20.16 (2016): 3452-3456.

• Kumar, Kundan, et al. "Small intestinal bacterial overgrowth is common both among patients with alcoholic and idiopathic chronic pancreatitis." *Pancreatology* 14.4 (2014): 280-283.

• Pimentel, Mark, Evelyn J. Chow, and Henry C. Lin. "Eradication of small intestinal bacterial overgrowth reduces symptoms of irritable bowel syndrome." The American journal of gastroenterology 95.12 (2000): 3503-3506.

• Ford, Alexander C., et al. "Small intestinal bacterial overgrowth in irritable bowel syndrome: systematic review and meta-analysis." *Clinical Gastroenterology and Hepatology* 7.12 (2009): 1279-1286.

• Odenwald, Matthew A., and Jerrold R. Turner. "Intestinal permeability defects: is it time to treat?." *Clinical Gastroenterology and hepatology* 11.9 (2013): 1075-1083.

• Imajo, Kento, et al. "Hyperresponsivity to low-dose endotoxin during progression to nonalcoholic steatohepatitis is regulated by leptin-mediated signaling." *Cell metabolism* 16.1 (2012): 44-54.

• Hsiao, Elaine Y., et al. "Microbiota modulate behavioral and physiological abnormalities associated with neurodevelopmental disorders." *Cell* 155.7 (2013): 1451-1463.

• Bischoff, Stephan C., et al. "Intestinal permeability-a new target for disease prevention and therapy." *BMC gastroenterology* 14.1 (2014): 189.

• Moraru, I. G., et al. "Small intestinal bacterial overgrowth is associated to symptoms in irritable bowel syndrome. Evidence from a multicentre study in Romania." Rom J Intern Med 52.3 (2014): 143-50.

• Jalanka, Jonna, et al. "Effects of bowel cleansing on the intestinal microbiota." *Gut* (2014): gutjnl-2014.

• Aizawa, Emiko, et al. "Possible association of Bifidobacterium and Lactobacillus in the gut microbiota of patients with major depressive disorder." *Journal of affective disorders* 202 (2016): 254-257.

• Chaudhary, Nazir A., and S. Ci Truelove. "The irritable colon syndrome: a study of the clinical features, predisposing causes, and prognosis in 130 cases." QJM: *An International journal of medicine* 31.3 (1962): 307-322.

• Mathur, Ruchi, et al. "Metabolic effects of eradicating breath methane using antibiotics in prediabetic subjects with obesity." Obesity 24.3 (2016): 576-582

• Scarpellini, Emidio, et al. "High dosage rifaximin for the treatment of small intestinal bacterial overgrowth." *Alimentary pharmacology & therapeutics* 25.7 (2007): 781-786.

• Moraru, I. G., et al. "Small intestinal bacterial overgrowth produces symptoms in irritable bowel syndrome which are improved by rifaximin. A pilot study." Romanian journal of internal medicine= Revue roumaine de medecine interne 51.3-4 (2013): 143-147.

• Phillips, Michael, et al. "Variation in volatile organic compounds in the breath of normal humans." *Journal of Chromatography B: Biomedical Sciences and Applications* 729.1-2 (1999): 75-88.

• Bjørneklett, A., and E. Jenssen. "Relationships between hydrogen (H2) and methane (CH4) production in man." *Scandinavian journal of gastroenterology* 17.8 (1982): 985-992.

• Gatta, L., and C. Scarpignato. "Systematic review with meta-analysis: rifaximin is effective and safe for the treatment of small intestine bacterial overgrowth." Alimentary pharmacology & therapeutics 45.5 (2017): 604-616.

• Pimentel, Mark, et al. "A 14-day elemental diet is highly effective in normalizing the lactulose breath test." Digestive diseases and sciences 49.1 (2004): 73-77.

• Basseri, Robert J., et al. "Intestinal methane production in obese individuals is associated with a higher body mass index." Gastroenterology & hepatology 8.1 (2012): 22.

• Kim, Gene, et al. "Methanobrevibacter smithii is the predominant methanogen in patients with constipation-predominant IBS and methane on breath." Digestive diseases and sciences 57.12 (2012): 3213-3218.

• Pimentel, Mark, et al. "Methanogens in human health and disease." The American Journal of Gastroenterology Supplements 1.1 (2012): 28-33.

• Bures, Jan, et al. "Small intestinal bacterial overgrowth syndrome." World journal of gastroenterology: WJG 16.24 (2010): 2978.

• Pimentel, Mark, et al. "Rifaximin therapy for patients with irritable bowel syndrome without constipation." New England journal of medicine 364.1 (2011): 22-32.

• Pimentel, Mark, Evelyn J. Chow, and Henry C. Lin. "Normalization of lactulose breath testing correlates with symptom improvement in irritable bowel syndrome: a double-blind, randomized, placebo-controlled study." The American journal of gastroenterology 98.2 (2003): 412-419.

• Quigley, Eamonn MM, and Rodrigo Quera. "Small intestinal bacterial overgrowth: roles of antibiotics, prebiotics, and probiotics." Gastroenterology 130.2 (2006): S78-S90.

• hen, Wei Chung, and Eamonn MM Quigley. "Probiotics, prebiotics & synbiotics in small intestinal bacterial overgrowth: opening up a new therapeutic horizon!." The Indian journal of medical research 140.5 (2014): 582.

• Lauritano, Ernesto C., et al. "Small intestinal bacterial overgrowth recurrence after antibiotic therapy." The American journal of gastroenterology 103.8 (2008): 2031-2035.

• Jones, Rheinallt M., and Andrew S. Neish. "Recognition of bacterial pathogens and mucosal immunity." Cellular microbiology 13.5 (2011): 670-676.

• Kirsch, Michael. "Bacterial overgrowth." American Journal of gastroenterology 85.3 (1990).

• Su, Jeng, et al. "Small intestine bacterial overgrowth presenting as protein-losing enteropathy." Digestive diseases and sciences 43.3 (1998): 679-681.

• Urita, Yoshihisa, et al. "High incidence of fermentation in the digestive tract in patients with reflux oesophagitis." *European journal of gastroenterology & hepatology* 18.5 (2006): 531-535.

• Hsiao, Elaine Y., et al. "Microbiota modulate behavioral and physiological abnormalities associated with neurodevelopmental disorders." *Cell* 155.7 (2013): 1451-1463.

• Foster, Jane A. "Gut feelings: bacteria and the brain." Cerebrum: the Dana forum on brain science. Vol. 2013. Dana Foundation, 2013.

• Lauritano, Ernesto Cristiano, et al. "Association between hypothyroidism and small intestinal bacterial overgrowth." *The Journal of Clinical Endocrinology & Metabolism* 92.11 (2007): 4180-4184.

• Braun-Moscovici, Y., et al. "What tests should you use to assess small intestinal bacterial overgrowth in systemic sclerosis?." *Clinical and experimental rheumatology* 33.4 Suppl 91 (2015): S117-22.

• Paik, C. N., et al. "The role of small intestinal bacterial overgrowth in postgastrectomy patients."

江田 証（えだ・あかし）

1971年、栃木県に生まれる。医学博士。江田クリニック院長。

自治医科大学大学院医学研究科修了。日本消化器病学会専門医。日本消化器内視鏡学会専門医。米国消化器病学会（AGA）インターナショナルメンバーを務める。消化器系癌に関連するCDX2遺伝子がピロリ菌感染胃炎で発現していることを世界で初めて米国消化器病学会で発表し、英文誌の巻頭論文として掲載。

毎日、国の内外から来院する200人近くの患者さんを胃内視鏡、大腸内視鏡で診察しているカリスマ消化器専門医。テレビ、雑誌などマスコミに頻繁に取り上げられ、深くて軽妙な解説に人気がある。

著書には『医者が患者に教えない病気の真実』（幻冬舎）、『パン・豆類・ヨーグルト・りんごを食べてはいけません』（さくら舎）、『なんだかよくわからない「お腹の不調」はこの食事で治せる！』（PHP研究所）など多数ある。

装丁・本文デザイン　木村由紀（MdN Design）
本文イラスト　松尾奈央（Factory70）
帯イメージ画像　© yonibunga / naka / Monet - stock.adobe.com

企画・編集　遠藤励起

デザイン制作室　今津幸弘
制作担当デスク　柏倉真理子
編集長　藤井貴志

商品に関する問い合わせ先

インプレスブックスのお問い合わせフォームより入力してください。
https://book.impress.co.jp/info/

上記フォームがご利用頂けない場合のメールでの問い合わせ先
info@impress.co.jp

- 本書の内容に関するご質問は、お問い合わせフォーム、メールまたは封書にて書名・ISBN・お名前・電話番号と該当するページや具体的な質問内容などを明記のうえ、お問い合わせください。
- 電話やFAX等でのご質問には対応しておりません。なお、本書の範囲を超える質問に関しましてはお答えできませんのでご了承ください。
- インプレスブックス(https://book.impress.co.jp/)では、本書を含めインプレスの出版物に関するサポート情報などを提供しておりますのでそちらもご覧ください。

落丁・乱丁本などの問い合わせ先

TEL 03-6837-5016　FAX 03-6837-5023
service@impress.co.jp
(受付時間／10：00～12：00、13：00～17：30 土日、祝祭日を除く)

- 古書店で購入されたものについてはお取り替えできません。

書店／販売店の窓口

株式会社インプレス 受注センター
TEL 048-449-8040　FAX 048-449-8041
株式会社インプレス 出版営業部
TEL 03-6837-4635

小腸《しょうちょう》を強《つよ》くすれば病気《びょうき》にならない

今《いま》、日本人《にほんじん》に忍《しの》び寄《よ》る「SIBO《シーボ》」(小腸内細菌増殖症《しょうちょうないさいきんぞうしょくしょう》)から身《み》を守《まも》れ!

2018年4月21日　初版発行

著者　江田《えだ》　証《あかし》
発行人　土田米一
編集人　高橋隆志

発行所　株式会社インプレス
〒101-0051　東京都千代田区神田神保町一丁目105番地
ホームページ　https://book.impress.co.jp/

印刷所　株式会社廣済堂

ISBN978-4-295-00312-0　C2077
Printed in Japan